Pedro Hernández-Cortés

Fundamentos de la Cirugía de la Articulación Radio-Cubital Distal

Pedro Hernández-Cortés

Fundamentos de la Cirugía de la Articulación Radio-Cubital Distal

Conceptos Actuales

PUBLICIA

Imprint
Any brand names and product names mentioned in this book are subject to trademark, brand or patent protection and are trademarks or registered trademarks of their respective holders. The use of brand names, product names, common names, trade names, product descriptions etc. even without a particular marking in this work is in no way to be construed to mean that such names may be regarded as unrestricted in respect of trademark and brand protection legislation and could thus be used by anyone.

Cover image: www.ingimage.com

Publisher:
PUBLICIA
is a trademark of
International Book Market Service Ltd., member of OmniScriptum Publishing Group
17 Meldrum Street, Beau Bassin 71504, Mauritius

Printed at: see last page
ISBN: 978-3-639-55166-2

FUNDAMENTOS DE LA CIRUGIA DE LA ARTICULACIÓN RADIO-CUBITAL DISTAL

Pedro Hernández Cortés

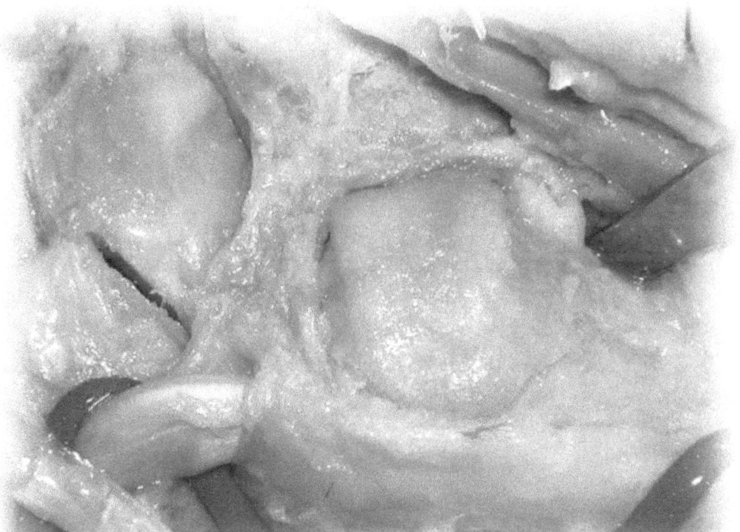

FUNDAMENTOS DE LA CIRUGIA DE LA ARTICULACIÓN RADIO-CUBITAL DISTAL

Pedro Hernández Cortés

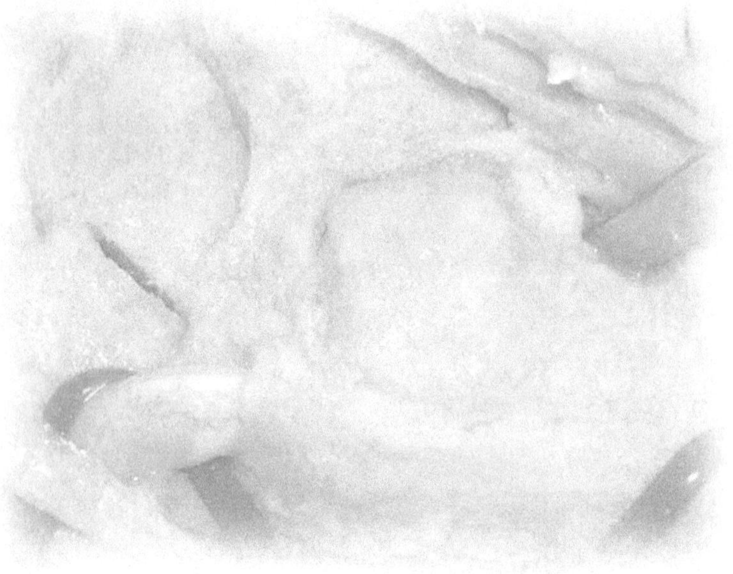

Editorial PUBLICIA, 2017.

Índice de Autores

Olga Roda Murillo. Profesora de Anatomía Humana. Facultad de Medicina. Universidad de Granada.

Indalecio Sánchez-Montesinos García. Catedrático de Anatomía Humana. Facultad de Medicina. Universidad de Granada.

Francisco Javier O´Valle Ravassa. Profesor Titular de Anatomía Patológica. Facultad de Medicina. Universidad de Granada.

Mercedes López Caba. Médico Especialista en Anatomía Patológica. Servicio de Anatomía Patológica del Complejo Hospitalario Universitario de Granada.

Rosa Ríos Peregrina. Médico Especialista en Anatomía Patológica. Servicio de Anatomía Patológica del Complejo Hospitalario Universitario de Granada.

Mª Magdalena Peregrina Palomares. Médico Especialista en Medicina del Trabajo. Inspector Médico INSS. Granada.

Encarnación Cárdenas Grande. Médico Especialista en Cirugía Ortopédica y Traumatología. Servicio C.O.T. Complejo Hospitalario Torrecárdenas . Almería.

Guillermo Salmerón Vélez. Médico Especialista en Cirugía Ortopédica y Traumatología. Servicio C.O.T. Complejo Hospitalario Torrecárdenas. Almería.

Noemí Lambán Mascaray. Médico Especialista en Cirugía Ortopédica y Traumatología. Servicio C.O.T. Hospital Royo Villanova. Zaragoza.

Eduardo Blanco Baiges. Médico Especialista en Cirugía Ortopédica y Traumatología. Servicio C.O.T. Unidad de Miembro Superior. H. Clínico Universitario "Lozano Blesa". Zaragoza.

Pedro Marquina Sola. Médico Especialista en Cirugía de mano. Práctica privada. Zaragoza.

Pedro Hernández Peregrina. Alumno de Grado de Medicina. Departamento de Cirugía y sus Especialidades. Facultad de Medicina. Universidad de Granada.

Pedro J. Delgado Serrano. Médico Especialista en Cirugía Ortopédica y Traumatología. Unidad de Cirugía de la Mano y Microcirugía. Servicio de Cirugía Ortopédica y Traumatología. Hospital Universitario HM Montepríncipe. Universidad San Pablo CEU. Boadilla del Monte, Madrid, España. Profesor del Departamento de Cirugía, Área de conocimiento. Cirugía Ortopédica y Traumatología, Universidad San Pablo CEU. Madrid.

Carmen Barreiro Pensado. Médico Especialista en Cirugía Ortopédica y Traumatología. Unidad de Cirugía de la Mano y Microcirugía. Servicio de Cirugía Ortopédica y Traumatología. Hospital Universitario HM Montepríncipe. Universidad San Pablo CEU. Boadilla del Monte, Madrid.

Fernando Polo Simón. Médico Especialista en Cirugía Ortopédica y Traumatología. Unidad de Cirugía de la Mano y Microcirugía. Servicio de Cirugía Ortopédica y Traumatología. Hospital Universitario HM Montepríncipe. Universidad San Pablo CEU. Boadilla del Monte, Madrid.

Francisco Javier De Torres Urrea. Médico Especialista en Cirugía Ortopédica y Traumatología. Servicio C.O.T. Unidad de Cirugía de Miembro Superior. Complejo Hospitalario Torrecárdenas . Almería.

Miguel Ángel Toledo Romero. Médico Especialista en Cirugía Ortopédica y Traumatología. Jefe de Servicio C.O.T. Hospital Quirón Salud. Campo de Gibraltar. Cádiz.

Pilar Pradilla Gordillo. Médico Especialista en Cirugía Ortopédica y Traumatología. Presidente de la Sociedad Española de Cirugía de Mano. Cirujano de Mano. Hospitales Nisa. Sevilla.

Pedro Hernández Cortés. Médico Especialista en Cirugía Ortopédica y Traumatología. Servicio C.O.T. Unidad de Cirugía de Miembro Superior. Complejo Hospitalario Universitario de Granada. Profesor Titular del Departamento de Cirugía y sus Especialidades. Facultad de Medicina. Universidad de Granada.

Índice

PRÓLOGO. *Hernández Cortés, P.* 8

CAPÍTULO 1. ANATOMÍA DE LA ARTICULACIÓN RADIOCUBITAL DISTAL. *Roda Murillo, O y Sánchez Montesinos García, I.* 9

CAPÍTULO 2. HISTOPATOLOGÍA DEL COMPLEJO FIBROCARTÍLAGO TRIANGULAR. *O´Valle Ravassa, FJ. Caba Molina M y Ríos Pelegrina R.* 23

CAPÍTULO 3. ASPECTOS BÁSICOS DE LA BIOMECÁNICA DE LA ARTICULACIÓN RADIOCUBITAL DISTAL. *Hernández Cortés, P y Peregrina Palomares, MM.* 39

CAPÍTULO 4. EXPLORACIÓN DE LA ARTICULACIÓN RADIOCUBITAL DISTAL. *Cárdenas Grande, E y Salmerón Vélez, G.* 50

CAPÍTULO 5. ABORDAJES QUIRÚRGICOS A LA ARTICULACIÓN RADIOCUBITAL DISTAL. *Hernández Cortés, P y Lambán Mascaray, N.* 71

CAPÍTULO 6. LESIONES TRAUMÁTICAS DE LA ARTICULACION RADIOCUBITAL DISTAL. *Hernández Cortés, P y Hernández Peregrina, P*...86

CAPÍTULO 7. LESIONES DEL COMPLEJO FIBROCARTÍLAGO TRIANGULAR. *Hernández Cortés, P y Lambán Mascaray, N*.......109

CAPÍTULO 8. TRATAMIENTO ARTROSCÓPICO DE LAS LESIONES DEL COMPLEJO FIBROCARTÍLAGO ARTICULAR. *Delgado Serrano, PJ; Barreiro Pensado, C; Polo Simón, F*...................117

CAPÍTULO 9. INESTABILIDAD CRÓNICA DE LA ARTICULACIÓN RADIOCUBITAL DISTAL. *Hernández Cortés, P y Cárdenas Grande, E*..131

CAPÍTULO 10. SÍNDROME DE IMPACTACIÓN ULNOCARPAL *Hernández Cortés, P y De Torres Urrea, FJ*..............................150

CAPÍTULO 11. ARTROSIS/ARTRITIS DE LA ARTICULACIÓN RADIOCUBITAL DISTAL. CIRUGÍA DE SALVAMENTO. *Hernández Cortés, P y Toledo Romero, M*................................166

CAPÍTULO 12. FRACASOS DE LA CIRUGÍA DE SALVAMENTO *Hernández Cortés, P; Pradilla Gordillo, P; y Cárdenas Grande, E*..........186

CAPÍTULO 13. PRÓTESIS TOTAL DE LA ARTICULACIÓN RADIOCUBITAL DISTAL. *Blanco Baiges, E; Lambán Mascaray, N y Marquina Sola, P*..........205

PRÓLOGO.

Este texto es el resultado del trabajo realizado para diferentes Cursos de Cirugía de Mano a lo largo de los 10 últimos años. En este periodo de tiempo, hemos tratado la patología de la Articulación Radio-Cubital Distal (ARCD) desde diferentes puntos de vista. La suma de varios trabajos, múltiples disecciones y ponencias han llegado a cerrar el círculo que encierra los fundamentos anatomo-clínicos de la ARCD enferma, tantas veces causa del frecuente dolor ulnar de la muñeca.
La monografía no pretende una revisión exhaustiva de la literatura de los últimos años, sino aunar los principales conceptos vigentes para aplicar un tratamiento racional a los pacientes con problemas en esta articulación.
Muchos capítulos recurren a la repetición y la relación como métodos docentes, pero estamos seguros de que el lector podrá extraer un conocimiento útil de la anatomía y biomecánica de la ARCD, así como identificar los motivos de consulta más frecuentes e indicar las intervenciones que se practican en la actualidad, incluso enfocar como posicionarnos ante sus complicaciones.
En esta modesta obra, podrán encontrar ideas originales y compartidas. Los más avezados destaparán errores, sin duda, pero si un esquema, una imagen de disección o una forma de expresar y explicar la fisiopatología o una técnica concreta, contribuyen a mejorar el entendimiento del lector sobre el tema, nuestro esfuerzo habrá alcanzado su objetivo.

Pedro Hernández Cortés.

CAPÍTULO 1. ANATOMÍA DE LA ARTICULACIÓN RADIOCUBITAL DISTAL. Roda Murillo, O y Sánchez-Montesinos García, I.

No es necesario justificar la necesidad de repasar la anatomía de la articulación radio-cubital distal. Probablemente, la forma de exponer y tratar la anatomía cambie si es explicada por un anatomista o un cirujano. Quizás, se pueda defender que el enfoque quirúrgico sea más "práctico", pero no tiene discusión que la cirugía se construye a "hombros" de la anatomía y una descripción clásica establece los ejes cartesianos donde representar las interpretaciones que desde el punto de vista biomecánico, fisiopatológico o terapéutico queramos proponer o justificar.

OSTEOLOGÍA Y ARTROLOGÍA

La articulación radio-cubital distal no puede estudiarse aislada de la unidad funcional del antebrazo. El antebrazo está constituido por dos huesos largos: el *radio*, que se sitúa en la parte más externa, y el *cúbito* que se localiza en la parte más interna.

Estos dos huesos están articulados por sus extremos proximal y distal a través de las articulaciones radio-cubitales. Estas dos articulaciones hacen posible el movimiento de pronosupinación, que es el movimiento de rotación del antebrazo en torno a un eje longitudinal.

Debido a que la articulación radio-cubital distal o inferior funciona junto a la radio-cubital superior o proximal, describiremos las superficies articulares que forman parte de ambas articulaciones y la membrana interósea que une ambos huesos.

A-. ARTICULACIÓN RADIO-CUBITAL PROXIMAL

SUPERFICIES ARTICULARES:

RADIO:

EXTREMIDAD SUPERIOR:

Presenta la *cabeza radial*, una estructura prácticamente cilíndrica. Alrededor de todo el contorno de la cabeza, aparece una superficie articular o circunferencia articular rodeada de cartílago, que se articula con la escotadura sigmoidea menor del cúbito para constituir las superficies articulares de la articulación radio-cubital proximal.

CÚBITO:

EXTREMIDAD SUPERIOR:
En el lado externo, entre la apófisis coronoides y el olecranon, aparece una carilla articular cóncava lateralmente, a modo de hemicilindro hueco, que es la *cavidad sigmoidea menor del cúbito o escotadura radial,* donde se alojará el perímetro de la cabeza radial para constituir la articulación radio-cubital proximal.

LIGAMENTO ANULAR:

La cavidad sigmoidea menor del cúbito es completada por el ligamento anular, una estructura de fibras que fijándose en los bordes anterior y posterior de la cavidad sigmoidea menor del cúbito constituye un anillo osteofibroso que completa el cilindro hueco dónde se articulará el cilindro macizo de la cabeza del radio.
La cara interna o articular de este anillo está cubierta por una capa de cartílago mientras que la cara externa estará en continuidad con los ligamentos del codo.
El otro medio de unión de esta articulación es el *Ligamento Cuadrado de Dénucé* que constituye una banda fibrosa que desde el borde inferior de la cavidad sigmoidea del cúbito va hacia la base del contorno interno de la cabeza radial, reforzando la porción inferior de la cápsula articular.

B-. MEMBRANA INTERÓSEA DEL ANTEBRAZO:

Los dos huesos del antebrazo, como todo hueso largo, poseen un cuerpo prismático triangular a la sección, presentando tres bordes y tres caras.

El borde interno del radio y el borde externo del cúbito constituirán los bordes interóseos dónde se insertará el ligamento interóseo del antebrazo o membrana interósea (MIO) [Fig. 1].
Por arriba comienza dos o tres centímetros por debajo de la tuberosidad bicipital del radio y por la parte inferior desciende hasta la articulación radio-cubital distal. Va a estar perforada por varios orificios que permiten el paso de elementos vasculares.
La llamada cuerda de Weitbrecht es una cinta fibrosa, a veces doble entre el cúbito y el radio, por encima del ligamento interóseo del antebrazo.
La MIO desempeña un papel fundamental en la coaptación de los dos huesos del antebrazo y por tanto, es esencial para los movimientos de pronosupinación.
La estructura de esta membrana va a ser diferente a lo largo de su recorrido.
En los dos tercios superiores es más gruesa y resistente, de color nacarado y con fibras que se dirigen de forma oblicua desde el radio hacia el cúbito.
En su porción más inferior, esta membrana es más delgada. Se presentan fibras transversales y las fibras oblicuas presentan una dirección descendente desde el cúbito al radio, contraria a la de las porciones superiores. La banda distal oblícua (BDO) es una porción descendente de ulnar a radial, inconstante, pero que recientemente se ha relacionado con la estabilidad de la articulación radio-cubital distal.
Habrá una zona dónde se entrecruzarán estos fascículos, quedando las fibras descendentes de la porción inferior en un plano posterior.
Poitevin y Valente, en 1999 realizaron disección de 30 antebrazos, llegando a las siguientes conclusiones de la membrana interósea: Las fibras de la MIO se disponen en un plano anterior y otro posterior. Las fibras anteriores descienden en sentido distal y medial a partir del radio. Pueden agruparse en: fibras descendentes proximales (horizontales), fibras descendentes intermedias (oblicuas cortas) y fibras descendentes distales (oblicuas largas). Las fibras posteriores ascienden desde el radio oblicuamente hacia arriba y adentro hasta el cúbito. Forman dos haces: ascendente proximal (oblicuo corto) y ascendente distal (oblicuo largo, inconstante). Están relacionados con el origen de los extensores extrínsecos del pulgar. Las principales fibras son: descendentes

intermedias y haz ascendente proximal. Se insertan en el tubérculo interóseo del radio, accidente constante en el borde interno del hueso, a 8,4 cm por debajo del codo. Los 3 grupos de fibras descendentes limitan la traslación proximal del radio. Las proximales pueden limitar una excesiva traslación distal. Los haces ascendentes proximal y distal limitan la traslación distal del radio. Para que haya un desplazamiento proximal, todo el plano anterior debe estar roto.

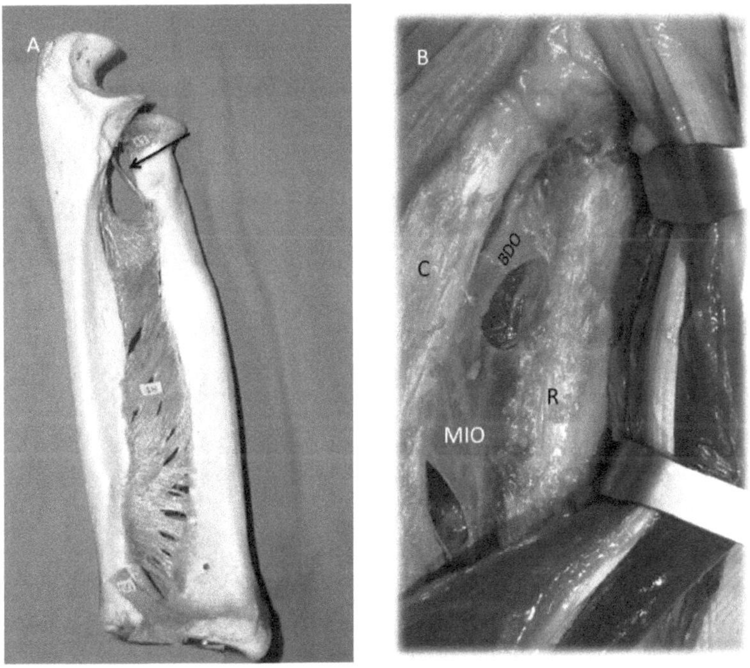

Figura 1. Ilustración de la Membrana Interósea (MIO). En A, la flecha señala la cuerda de Weitbrecht. B. Imagen de disección de MIO en cadáver criopreservado, la parte superior corresponde a la porción más distal del antebrazo. R: Radio, C: Cúbito, BDO: Banda distal Oblícua.

C-. ARTICULACIÓN RADIO-CUBITAL DISTAL:

SUPERFICIES ARTICULARES:

RADIO:

EXTREMIDAD INFERIOR:

Esta parte es la más voluminosa del hueso. El radio se ensancha y presenta una forma de pirámide cuadrangular que permite describir una cara anterior, una cara posterior, una cara interna y una cara inferior.

En la porción inferior de su cara interna, entre las dos ramas de bifurcación del borde interóseo de la diáfisis radial, encontramos una pequeña cara articular cóncava en sentido anteroposterior que se denomina *cavidad sigmoidea del radio o escotadura cubital* del radio y que articulará con la cabeza cubital para formar la articulación radio-cubital distal (Fig. 2).

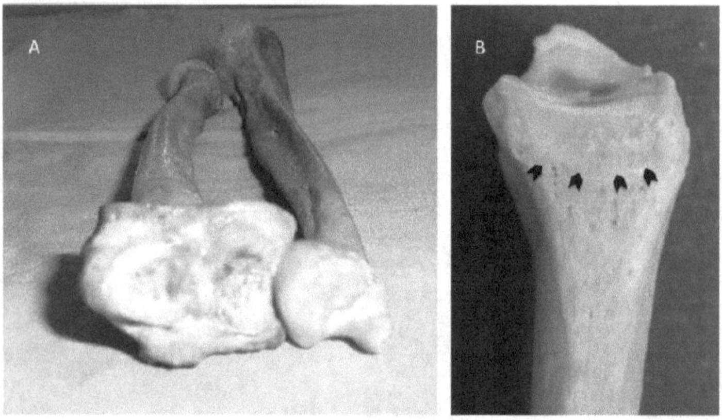

Figura 2. Cavidad sigmoidea del radio, que aloja la cabeza del cúbito en A. Visión de perfil, con la cabeza del cúbito retirada en B. Las puntas de flecha señalan el margen del revestimiento de cartílago.

CÚBITO:

EXTREMIDAD INFERIOR:

El cúbito termina en un engrosamiento que es la *cabeza del cúbito* y una apófisis vertical denominada *apófisis estiloides del cúbito*.

La cabeza del cúbito, revestida de cartílago hialino, se articula con la cavidad sigmoidea del radio por su carilla lateral y se relaciona con el ligamento triangular a través de su carilla inferior.

Por la parte posterior, la cabeza y la apófisis estiloides se separan por un canal longitudinal destinado al tendón del músculo cubital posterior o extensor cubital del carpo (Fig. 3).

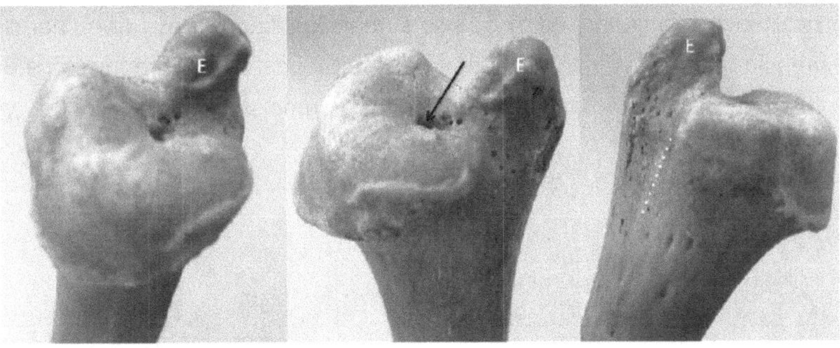

Figura 3. Extremidad distal del cúbito. E: Apófisis estiloides. La flecha señala la fóvea, lugar de inserción del complejo fibrocartílago articular. La línea de puntos define el canal del dorso del cúbito para le tendón del cubital posterior.

LIGAMENTO O FIBROCARTÍLAGO TRIANGULAR:

Este *ligamento triangular o disco articular*, denominado así por su forma, tiene una base que se inserta en el borde inferior de la cavidad sigmoidea del radio y un vértice insertado en la escotadura que separa la cabeza del cúbito de su apófisis estiloides (fóvea). Se reconoce una inserción secundaria en la estiloides cubital. Tiene una estructura fibrocartilaginosa. Sus bordes anterior y posterior se relacionan con las cápsulas articulares de la articulación radiocubital inferior y de la articulación radiocarpiana y constituyen los llamados ligamentos radio-ulnares dorsal y palmar. La porción que queda entre los dos ligamentos es el disco articular.
Esta estructura completa la cavidad sigmoidea del radio, modificando la articulación radio-cubital distal y además constituye un medio de unión muy importante de las dos piezas óseas.
El fibrocartílago es más delgado en su zona central y más grueso en los bordes, siendo cóncavas tanto la cara superior como la cara inferior. Ambas son articulares y están revestidas de cartílago hialino.

En algunas ocasiones, encontramos un orificio en este ligamento triangular, de tal manera que las sinoviales de la articulación radio-cubital distal y de la articulación radiocarpiana quedan comunicadas entre sí.
El fibrocartílago forma parte de una estructura más compleja (complejo fibrocartílago triangular) en la que se suman los ligamentos radioulnares ya mencionados, la vaina del tendón del cubital posterior, el meniscoide o los ligamentos ulnocarpales [ulno-piramidal y ulno-semilunar] (Fig. 4, 5 y 6).

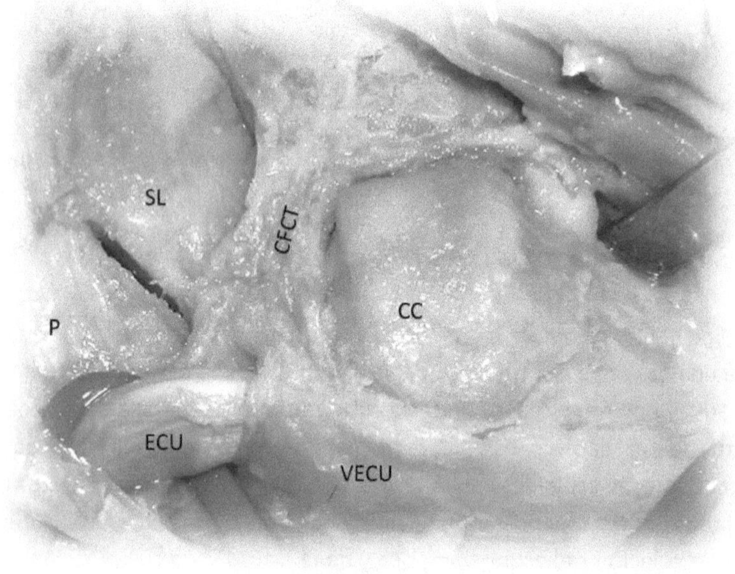

Figura 4. Disección del Complejo FibroCartílago Triangular (CFCT) en espécimen formolizado. CC: Cabeza del Cúbito. P: Piramidal. SL: Semilunar. ECU: Tendón del músculo cubital posterior. VECU: Vaina del tendón del cubital posterior.

Tanto la articulación radio-cubital proximal como la radio-cubital distal son articulaciones trocus o trocoides, articulaciones cilíndricas con movimientos de rotación en un eje vertical. En las dos encontramos una cabeza que gira sobre una cavidad sigmoidea. Sin embargo, podemos observar cómo la disposición de ambas es inversa. Mientras que en la radio-cubital proximal la cabeza la ofrece el radio y la cavidad sigmoidea la presenta el cúbito, en la articulación radio-cubital distal la cabeza o segmento cilíndrico macizo la ofrece el cúbito y la cavidad sigmoidea o segmento cilíndrico hueco la presenta el radio.

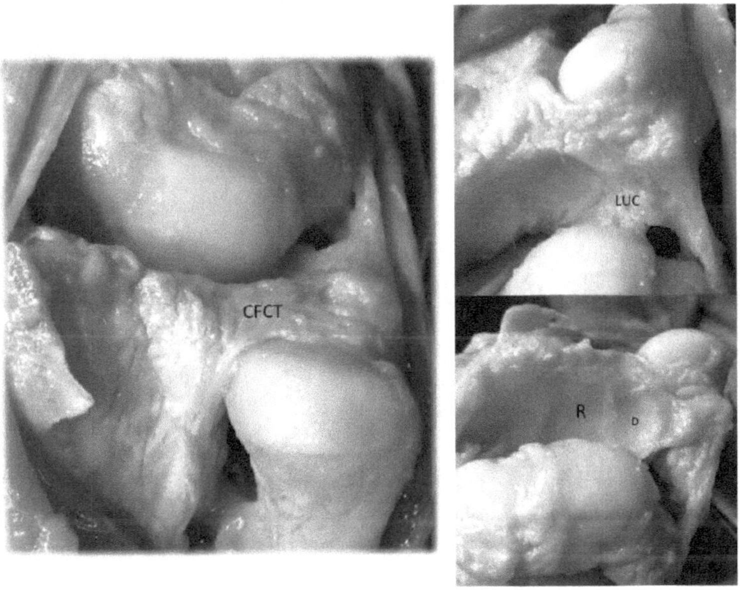

Figura 5. Disección del Complejo FibroCartílago Triangular (CFCT) en espécimen criopreservado. R: Radio. D: Disco articular. LUC: Ligamentos ulnocarpales.

La dirección de la interlínea radio cubital distal varía según los sujetos, aunque en la mayoría su dirección es oblicua hacia abajo y hacia dentro (ver referencia al trabajo de Tolat en capítulo 3 y 10).

MEDIOS DE UNIÓN DE LA ARTICULACIÓN RADIO-CUBITAL DISTAL O INFERIOR:

CÁPSULA ARTICULAR:

Se inserta en el borde superior de la escotadura cubital del radio, en los bordes anterior y posterior del ligamento triangular y en el borde superior de la superficie articular de la cabeza del cúbito.

Es delgada y laxa y permite la amplitud de los movimientos de la articulación.

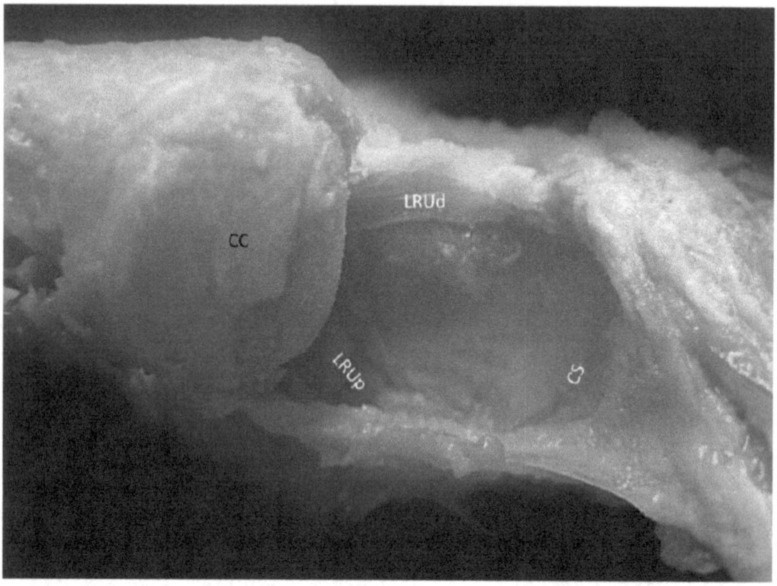

Figura 6. Disección del Complejo FibroCartílago Triangular (CFCT) en espécimen formolizado. Visión desde proximal CC: Cabeza del Cúbito. CS: Cavidad sigmoidea del radio. Entre la CC y CS se despliega el CFCT cuyos márgenes están conformados por el Ligamento radio-ulnar dorsal (LRUd) y Ligamento radio-ulnar palmar (LRUp).

LIGAMENTOS:

La articulación radio-cubital distal queda reforzada por dos ligamentos:

- Ligamento radiocubital anterior o palmar: fibras que desde el borde anterior de la escotadura cubital del radio van hasta la cabeza del cúbito. Representan el margen anterior del fibocartílago triangular.
- Ligamento radiocubital posterior o dorsal: que se extiende desde el borde posterior de la escotadura cubital del radio a la cabeza y apófisis estiloides del cúbito por la cara posterior de la

articulación. Representan el margen dorsal del fibocartílago triangular.

Estos ligamentos son bastante débiles y la coaptación activa de la articulación la realiza fundamentalmente el músculo pronador cuadrado.

SINOVIAL:

Es laxa y sube por encima de las superficies articulares enviando una prolongación hacia la porción inferior del espacio interóseo. Como ya comentamos al describir el ligamento triangular, a veces a través de una perforación de ese ligamento, la sinovial de la articulación radio-cubital distal se comunica con la sinovial de la articulación radio-carpiana.

RELACIONES DE LA ARTICULACIÓN RADIO-CUBITAL DISTAL

RELACIONES ANTERIORES (Fig. 7):

- MÚSCULO PRONADOR CUADRADO (*m. pronator quadratus*): Es un músculo plano de forma cuadrilátera que se encuentra situado en la zona anterior e inferior del antebrazo. Es el más profundo de todos los músculos anteriores y sus fibras se dirigen transversalmente desde la parte inferior del borde anterior del cúbito a la parte inferior del borde anterior del radio. Por su cara posterior se relaciona directamente con la membrana interósea.
  Tomando punto fijo en el cúbito, desplaza el radio y realiza la pronación del antebrazo y de la mano.

- TENDÓN DEL MÚSCULO CUBITAL ANTERIOR O FLEXOR CUBITAL DEL CARPO (*m. flexor carpi ulnaris*): El músculo cubital anterior está situado en la parte más interna del antebrazo. Desde el epicóndilo medial y el cúbito, va a insertarse, por un fuerte tendón, fundamentalmente en el hueso pisiforme.

- NERVIO Y ARTERIA CUBITAL

- TENDONES DE LOS FLEXORES DE LOS DEDOS (más internos o mediales)

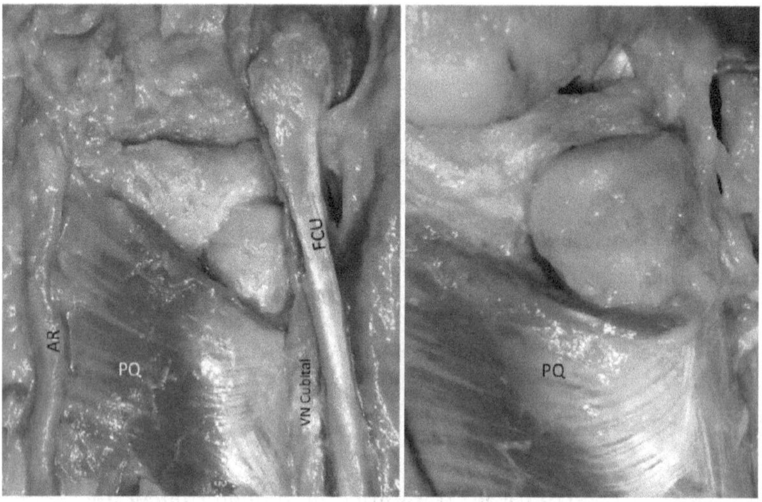

Figura 7. Relaciones anteriores de la articulación radio-cubital distal. AR: Arteria Radial. PQ: Pronador cuadrado. VN Cubital: Paquete vascular y nervioso cubital. FCU: Tendón del músculo Cubital Anterior.

RELACIONES POSTERIORES (Fig. 8 y 9):

- TENDÓN DEL MÚSCULO CUBITAL POSTERIOR O EXTENSOR CUBITAL DEL CARPO (*m. extensor carpi ulnaris*) Y SU VAINA:
  Este músculo se sitúa medial al extensor del meñique y se extiende desde el epicóndilo lateral al quinto metacarpiano.
  El tendón de este músculo pasa, con su vaina fibrosa, posterior a la extremidad inferior del cúbito, en una corredera que se sitúa entre la cabeza del cúbito y su apófisis estiloides. Este tendón se considera otro de los medios de unión de la articulación radio cubital distal.

- EXTENSOR PROPIO DEL MEÑIQUE (*m. extensor digiti minimi*): Se extiende desde el epicóndilo lateral. Su tendón pasa posterior a la cabeza del cúbito, dentro de una vaina fibrosa y termina en las falanges del quinto metacarpiano.

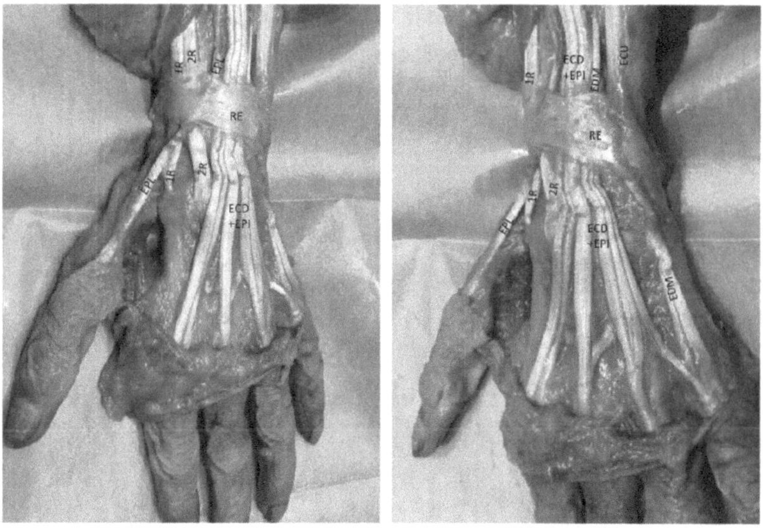

Figura 7. Relaciones posteriores de la articulación radio-cubital distal. Extensores extrínsecos de muñeca y dedos. RE: Retináculo Extensor. EPL: Extensor Largo del Pulgar. 1R y 2R: 1º y 2º Extensor Radial del Carpo. ECD+EPI: Extensor Común de los Dedos y Extensor Propio del Índice.

- LIGAMENTO ANULAR POSTERIOR DEL CARPO O RETINÁCULO EXTENSOR: Constituye una lámina fibrosa cuya cara profunda posee láminas que se insertan en las distintas crestas óseas formando las denominadas correderas osteofibrosas. Encontramos seis correderas que desde la porción lateral a la porción medial son:
1ª corredera: Abductor largo del pulgar y Extensor corto del pulgar
2ª corredera: Primer y segundo radial o extensores radiales largo y corto del carpo
3ª corredera: Extensor largo del pulgar
4ª corredera: Extensor del índice y los cuatro tendones del Extensor de los dedos
5ª corredera: Extensor del meñique
6ª corredera: Cubital posterior o extensor cubital del carpo
La 1ª y 2ª corresponden a la cara lateral del radio.
La 3ª y 4ª corresponden a la cara posterior del radio.

La 5ª se relaciona con la articulación radio-cubital distal y cabeza del cúbito.

La 6ª se encuentra en la extremidad inferior del cúbito.

La expansión palmar de este ligamento anular dorsal del carpo contornea el borde interno de la muñeca.

- RAMA CUTÁNEA DORSAL DEL NERVIO CUBITAL (Fig. 9).

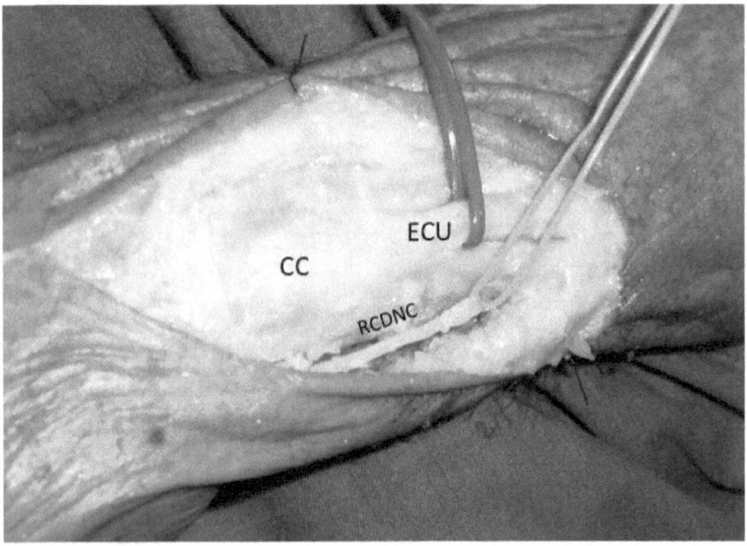

Figura 7. Relaciones posteriores de la articulación radio-cubital distal. CC: Cabeza del cúbito. ECU: Tendón del músculo Cubital Posterior. RCDNC: Rama sensitiva Cutáneo Dorsal del Nervio Cubital.

BIBLIOGRAFÍA.

Drenckhahn, Waschke. Benninghoff & Drenckhahn. Compendio de Anatomía. Editorial Panamericana, 2010.

Kapandji A.I. Fisiología Articular. 6a ed. Editorial Panamericana, 2007.

Latarjet M, Ruiz Liard A. Capitulo XI. Esqueleto Apendicular. Miembro superior. En: Latarjet M, Ruiz Liard A. (Eds.). Anatomía Humana. Madrid: Panamericana; 1988; 513-725.

Llusa Pérez M, Merií Vived A, Ruano Gil D. Osteología. Cintura escapular y miembro superior. En: Llusa Pérez M, Merí Vived A, Ruano Gil D (Eds.). Manual y atlas fotográfico de anatomía del aparato locomotor. Madrid: Panamericana; 2007; 51-80.

Netter, Frank H. Atlas de Anatomía Humana. 5a ed. Barcelona, Masson, 2011.

Paulsen F., Waschke J. Sobotta. Atlas de Anatomía Humana. Tomo 1. Editorial Elsevier. 2012.

Poitevin L, Valente S. La membrana interósea y la estabilidad longitudinal del antebrazo. Rev. Asoc. Arg. Ortop. y Traumatol. 1999; 64(3):220-228.

Rohen J. W., Yokochi Ch. Atlas de Anatomía Humana. 7ª Ed. Ed. Elsevier. 2011.

Schühke, Schulte, Schumacher. PROMETHEUS. Texto y Altas de Anatomía. Tomo
Testut L. Capitulo IV Osteología de los miembros. En: Testut L (Ed.). Tratado de Anatomía Humana. Barcelona: Salvat; 1904; 317-473.

CAPÍTULO 2. HISTOPATOLOGÍA DEL COMPLEJO FIBROCARTÍLAGO TRIANGULAR. O'Valle Ravassa FJ, Caba Molina M y Ríos Pelegrina R.

¿Porqué debería un cirujano tener conocimientos de la estructura histológica del Complejo Fibrocartílago Triangular (CFCT)? La estructura permite identificar las zonas más débiles y susceptibles de lesión. Por otra parte, las características tisulares y el tipo de inervación pueden sugerir el papel biomecánico de cada elemento, y por último, la vascularización, está directamente relacionada con la capacidad de cicatrización del tejido y condiciona, por tanto el tipo de tratamiento a realizar.

INTRODUCCIÓN.

La articulación radio cubital distal permite al ser humano girar el antebrazo para movilizar la mano sin interferir con su función de agarre. La estabilidad de la articulación radio cubital distal es proporcionada por la interacción entre ligamentos, músculos y huesos; el cúbito es la parte estable del antebrazo alrededor de la cual gira el radio (Haugstvedt y cols, 2017).

Aunque el CFCT es el estabilizador más importante de la articulación radio cubital distal, los ligamentos de la cabeza del cúbito, el tendón del extensor cubital del carpo y su vaina, el músculo pronador cuadrado, la membrana interósea con su ligamento y haces oblicuos distales, la congruencia ósea y la cápsula contribuyen también a la estabilidad de la articulación radio cubital distal (Haugstvedt et al., 2017).

Anatómicamente CFCT está compuesto por 7 elementos diferentes: El disco articular, el ligamento radio cubital distal palmar, el ligamento radio cubital distal dorsal, el ligamento cúbito semilunar, el ligamento cúbito piramidal, la vaina del tendón del extensor cubital del carpo y el menisco cubito-carpiano o meniscoide (Berger y Landsmeer, 1990).

Aún persisten diferentes controversias y teorías morfo-funcionales respecto al CFCT. Nakamura y cols (1996) acuñaron el concepto de “estructura en hamaca” y sugirieron que el CFCT estaría dividido en tres componentes: distal, parte estable que funcionaría como una hamaca para suspender el carpo cubital; los ligamentos cubito carpianos y el ligamento o parte proximal, donde se forman los verdaderos ligamentos radio cubitales.

Una analogía alternativa al concepto de Nakamura, la propusieron Atzei y Luchetti (2011), que sugieren que el CFCT sería como un 'Iceberg', el *componente distal* del CFCT, sería la “punta emergente”, Los ligamentos cúbito-carpianos y los ligamentos radio-ulnares superficiales, incluyendo el menisco propiamente dicho, que apoya y suspende el carpo cubital y funciona como un amortiguador, que sería el responsable de la transmisión de carga en el lado cubital de la muñeca; y el *componente proximal* del CFCT; la "parte sumergida" consistente en el ligamento profundo insertado en la fóvea, que funciona como el estabilizador de la articulación radiocubital distal (Semisch et al., 2016).

Desde la perspectiva biomecánica, el CFCT se divide en tres componentes funcionalmente diferentes (Nakamura et al., 1996; Moritomo et al., 2008; Esplugas y Aixalà Llovet, 2014):

1) El disco articular, el menisco homólogo, el ligamento cúbito semilunar y el ligamento cúbito piramidal tienen la función de soportar y contener la parte cubital del carpo la realizan.

2) Los ligamentos radio-cubitales palmar y dorsal, que se insertan en la fóvea, son responsables de la estabilidad primaria de la articulación radiocubital distal durante la prono-supinación del antebrazo.

3) La vaina propia del tendón del extensor cubital del carpo y la cápsula articular tienen una función de estabilización secundaria del radio al cúbito durante la pronosupinación.

Hagert, en 1994, describió la existencia de una porción superficial y otra profunda (*ligamento subcruentum*) de los ligamentos radio-ulnares (RUL). Los primeros, se insertan en la base de la estiloides cubital y los segundos en la fóvea de la cabeza del cúbito, siendo susceptibles de lesión en las fracturas de la base de la estiloides (Fig.1).

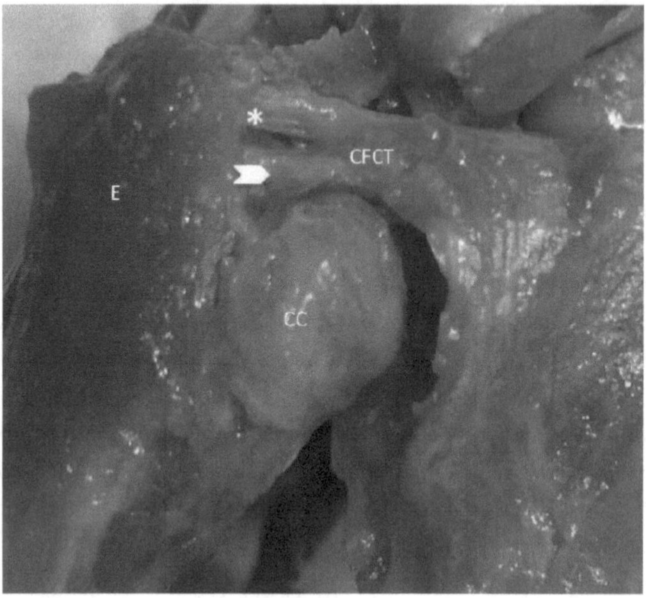

Figura 1. Ilustración de los componentes distal o superficial (*) del CFCT y del proximal o profundo (punta de flecha). El 1º se inserta en la estiloides cubital (E) y el 2º en la fóvea de la cabeza del cúbito (CC).

El CFCT está inervado por el nervio interóseo posterior y por ramas articulares dependientes del nervio cubital y de su rama sensitiva dorsal. Cavalcante y cols (2004) demostraron la presencia de corpúsculos de Ruffini distribuidos de forma homogénea por todo el CFCT mientras que los corpúsculos de tipo Paccini y Golgi se hallaban en la periferia.

El CFCT muestra diferencias en la distribución y densidad de estructuras nerviosas y vasculares. Esta distribución nos sugiere el papel en la nocicepción y propriocepción que tiene cada región en la estabilidad neuromuscular de la articulación radio cubital distal. El disco articular y el ligamento cúbito semilunar rara vez están inervados, lo que implica que principalmente sus funciones son mecánicas, mientras que todas las otras estructuras tienen cualidades proprioceptivas pronunciadas, requisito previo para la estabilidad dinámica de las articulaciones (Rein y cols, 2015).

Rein y colaboradores (2015) investigaron el patrón y el tipo de terminaciones nerviosas sensoriales y la vascularización en general en

los siete componentes del CFCT utilizando marcadores inmunohistoquímicos y analizando la distribución general de las terminaciones nerviosas sensoriales y los vasos sanguíneos; comparando el números y tipos de mecanorreceptores en cada zona.
En toda la extensión del CFCT se encuentran todos los tipos de corpúsculos sensoriales, con la excepción del ligamento cúbito semilunar, que contiene sólo las terminaciones tipo Golgi, las terminaciones nerviosas libres y los corpúsculos inclasificables. El disco articular sólo se identifican terminaciones nerviosas libres, aunque en menor número y menos vasos sanguíneos (prácticamente ausentes) que en el resto del Complejo. Se observan más vasos sanguíneos en el ligamento radio cubital palmar en comparación con el ligamento cúbito-semilunar y el ligamento radio cubital dorsal.

CARACTERÍSTICAS HISTOMORFOLÓGICAS DEL COMPLEJO FIBROCARTÍLAGO TRIANGULAR

Realizando estudios sobre manos de cadáver, Semisch y colaboradores (2016) describen cuatro tipos de disposición estructural microscópica del tejido conectivo (TC) en los distintos componentes ligamentosos del CFCT. **Tipo 1:** TC densamente empaquetado con disposición de las fibras unidireccionales en paralelo; **Tipo 2:** TC densamente empaquetado entrelazado con disposición de las fibras multidireccionales; **Tipo 3**.TC paralelo mixto compacto y suelto; **Tipo 4**.TC entrelazado mixto compacto y suelto con disposición de las fibras multidireccionales. En estos cuatro tipos de disposición del TC existiría variación en el número de vasos y su distribución y en la proporción de fibras elásticas.

Componentes del complejo fibrocartílago triangular

1.Disco del fibrocartílago triangular

El componente más grande del CFCT es el disco.

-Disposición anatómica:

El disco fibrocartilaginoso se extiende desde el cartílago articular en el área más distal de la cavidad sigmoidea del radio a la apófisis estiloides y fóvea cubital (Fig. 2). En su cara radial, el CFCT es como una sola banda de tejido fibroso denso, pero se separa en una proximal y distal antes de unirse al cúbito (Fig. 1). Estas dos láminas están divididas por una banda intermedia de tejido fibrovascular en su parte cubital. La lámina proximal se adhiere a la fóvea en la base de la apófisis estiloides del cúbito y la lámina distal se adhiere a la apófisis estiloides cubital. Desde el punto de inserción cubital de estas dos láminas hasta donde convergen para formar el disco articular, también se puede denominar ligamento triangular, que es un área mejor vascularizada y que contribuye a la capacidad de cicatrización de las lesiones del aspecto cubital.

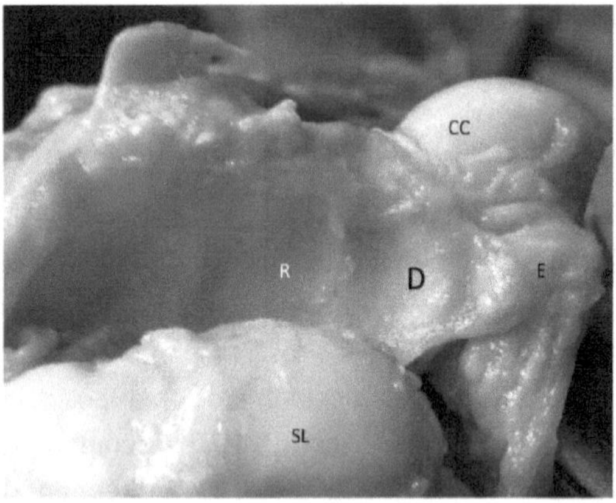

Figura 2. Disco del CFCT (D). Se extiende desde la Fóvea y Apófisis Estiloides (E) al borde medial del radio (R) o margen distal de la cavidad sigmoidea. SL: Hueso semilunar.

Composición histológica: El disco articular histológicamente corresponde a fibrocartílago con presencia de fibras de colágeno estrechamente empaquetadas que discurren en múltiples direcciones en la zona radial y central que carece de vasos. Por el contrario, en la zona cubital las fibras compactas se disponen paralelamente y están algo aunque escasamente vascularizada (Semisch et al., 2016) (Fig. 2) . El TC es tipo2 exclusivamente (Fig. 3).

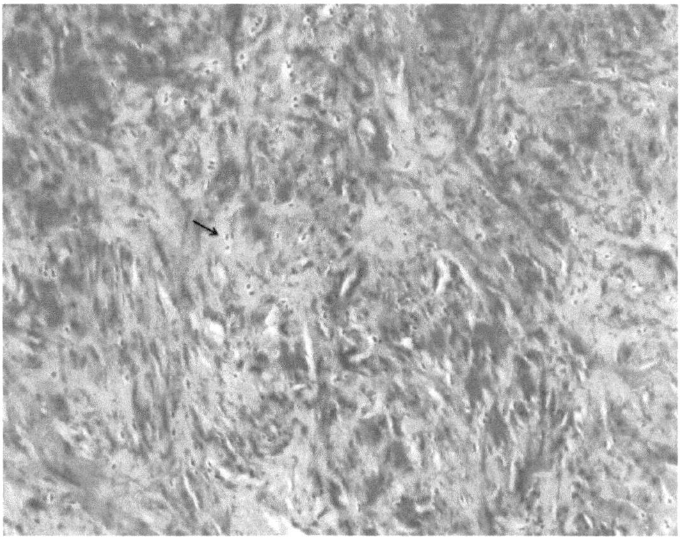

Figura 3. Imagen histológica del Disco articular del CFCT. Destaca la ausencia de vasos sanguíneos. Tejido conectivo densamente empaquetado entrelazado con disposición multidireccional de las fibras (Tejido conectivo tipo 2). Se trata de fibrocartílago, pues las células (flecha) tienen aspecto cartilaginoso con un núcleo arriñonado y se ubican en una laguna condroide.

2 y 3.Ligamentos radio cubitales palmar y dorsal

-Disposición anatómica:

Se extienden desde la cara volar (ligamento radio cubital palmar) y dorsal (ligamento radio cubital dorsal) de la cavidad sigmoidea del radio hasta la base del cúbito. La banda dorsal es ligeramente más gruesa que la palmar, como se puede apreciar en la Figura 2 y 4. Estas estructuras se insertan en tejido óseo en el caso del radio, a diferencia de la porción central del CFTC, que se inserta en el cartílago hialino.

Los ligamentos radio-cubitales distales se pueden dividir en un componente superficial que desde el borde medial del radio parte de la fosa lunar para insertarse en la estiloides cubital, mientras que el componente profundo, que también se inserta en el borde medial del radio, se inserta en la fóvea. Este área está ricamente vascularizada (Kauer, 1975), por lo que el ligamento profundo se refiere a menudo a como el *ligamentum subcruentum*, que significa "ensangrentado". Otra interpretación es que queda por debajo (sub) del área fibrovascular (cruentum) que le separa de la porción superficial.

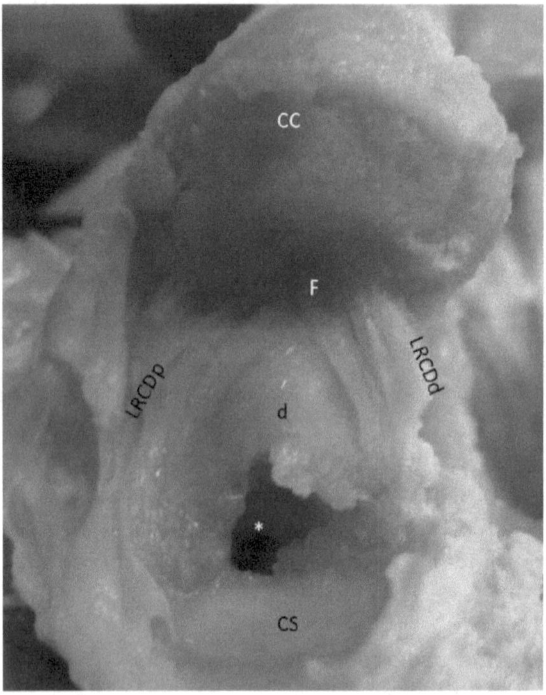

Figura 4. Ligamentos Radiocubitales Distales, palmar (LRCDp) y dorsal (LRCDd). Se extienden entre la Fóvea cubital (F) y los márgenes de la Cavidad Sigmoidea del radio (CS), delimitando el disco articular (d) en este caso, perforado (*). El LRCDd es ligeramente más ancho que el LRCDp.

-Composición histológica: los ligamentos radio cubitales palmar y dorsal muestran una morfología similar de tejido conectivo denso con escaso intersticio, haces de fibras colágenas densamente empaquetadas con disposición paralela o entrelazada. TC tipo 1, Tipo 2, menor proporción el tipo 3 y ausencia del tipo 4 (Semisch et al., 2016) (Fig. 5).

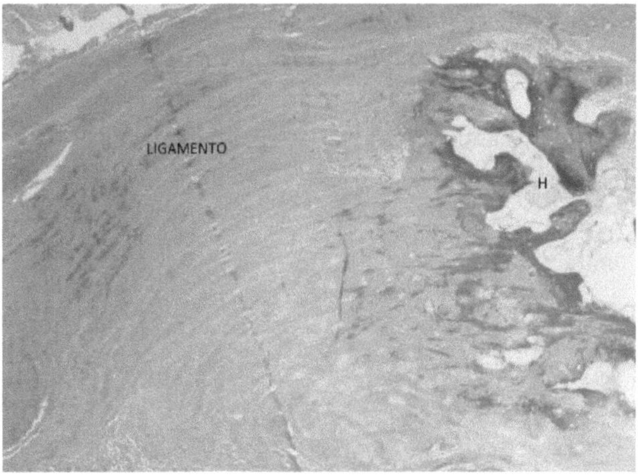

Figura 5. Histología del Ligamento Radiocubital Distal Dorsal. Se insertan en tejido óseo (H) y no en cartílago. Tejido conectivo denso con escaso intersticio, haces de fibras colágenas densamente empaquetadas con disposición paralela.

4.Ligamento Cúbito semilunar:

-Disposición anatómica: Se extiende entre la fóvea del cúbito y el hueso semilunar (Fig. 6).

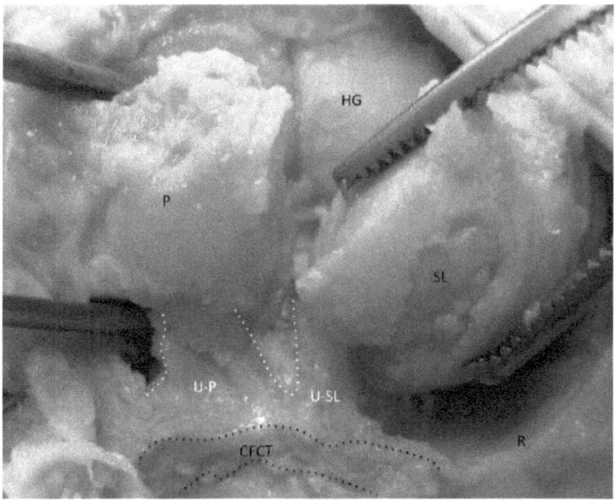

Figura 6. Ligamentos Ulno-Piramidal (U-P) y Ulno-Semilunar (U-SL). Se extienden desde la inserción foveal del CFCT, cuya sección transversa se señala en la imagen, a el hueso Piramidal (P) y al hueso Semilunar (SL).

-Composición histológica: Haces de fibras colágenas estructuradas como TC Tipo 3 (paralelo mixto compacto y suelto) y menor proporción tipo 1 (TC densamente empaquetado con disposición de las fibras unidireccionales en paralelo) con variación interindividual (Semisch et al., 2016). (Fig. 7).

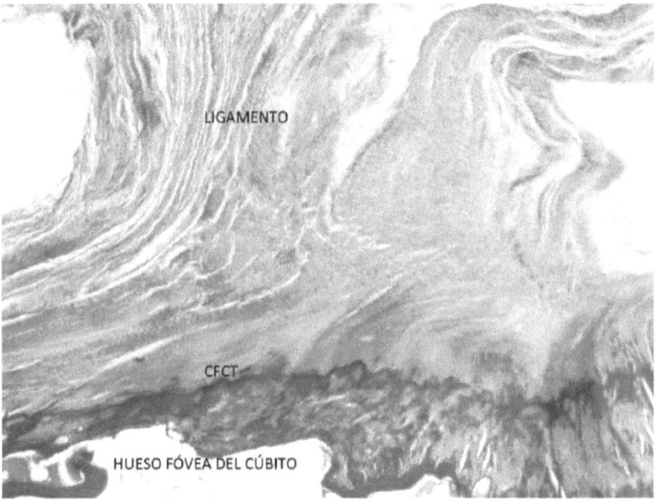

Figura 7. Estructura histológica de los ligamentos Ulno-Piramidal (U-P) y Ulno-Semilunar (U-SL). Haces de fibras colágenas estructuradas como TC Tipo 3 (paralelo mixto compacto y suelto) y menor proporción tipo 1 (TC densamente empaquetado con disposición de las fibras unidireccionales en paralelo).

5.Ligamento cúbito piramidal

-Disposición anatómica: El ligamento cúbito piramidal (ulnotriquetral), se halla entre la fóvea cubital y el hueso piramidal (Fig. 6).

-Composición histológica: Los haces de fibras de colágeno son mas compactos en este ligamento y corresponderían según la caracterización propuesta por Semisch y colaboradores con TC Tipo 3 y menor proporción tipo 1 y tipo 4 (Semisch et al., 2016). (Fig. 7)

6.Vaina del tendón del extensor cubital del carpo

-Disposición anatómica: El ligamento cúbito carpal colateral y la vaina del tendón del extensor cubital del carpo, más conocido como simplemente el ligamento cubital colateral, es un fino ligamento fibroso que se encuentra inmediatamente superficial al menisco Homólogo (MH) o meniscoide (Fig. 8).

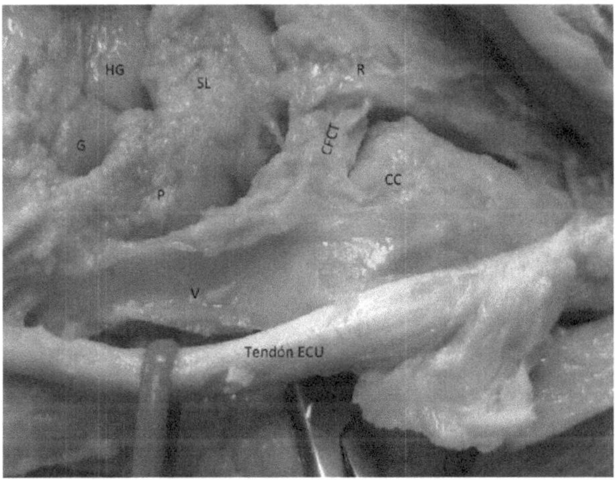

Figura 8. Vaina del Tendón del Extensor Cubital del Carpo (ECU) que se referencia con la letra V. Puede observarse la continuidad con el Fibro Cartílago Triangular (CFCT). Para favorecer la orientación, se referencian la cabeza del cúbito (CC), el radio (R), y los huesos del carpo: Semilunar (SL), Piramidal (P), Hueso Grande (HG) y Ganchoso (G).

-Composición histológica: TC Tipos 1 y 3 y menor proporción tipo 4, ausencia del tipo 2 (Fig. 9)

7.Menisco homólogo o Meniscoide.

Es el componente más ignorado del CFCT, el menisco [cubital] homólogo se compone principalmente de tejido fibroso, en oposición al fibrocartílago (Milz y cols, 2007), con una cantidad variable de tejido graso vascularizado en su lado cubital (Buck y cols 2009).

-Disposición anatómica: El MH se extiende desde la punta y zona lateral de la apófisis estiloides cubital hasta la cara cubital del hueso piramidal. (Nishikawa y Toh, 2002; Nobauer-Huhmann y cols, 2012). Es bordeado lateralmente y dorsalmente por el ligamento cúbito colateral medial y la vaina del tendón del extensor cubital del carpo, respectivamente, con el cual está íntimamente asociado y difícil de separar. El MH tiene una zona central más gruesa que llena la mayor parte del cúbito del lado del espacio cúbitocarpal distal a la apófisis estiloidea, para crear un arco liso del CFCT. El espacio sinovial entre el CFCT y el MH, donde las fibras de ambas se introducen profundamente hacia la zona cubital, se conoce como el receso preestiloideo, localizado entre el menisco homólogo y el disco articular.

-Composición histológica: Tiene una morfología irregular con predominio del TC Tipo 3 (paralelo mixto compacto y suelto) y menor proporción del tipo 4 con ausencia de los tipos 1 y 2.(Fig. 10).

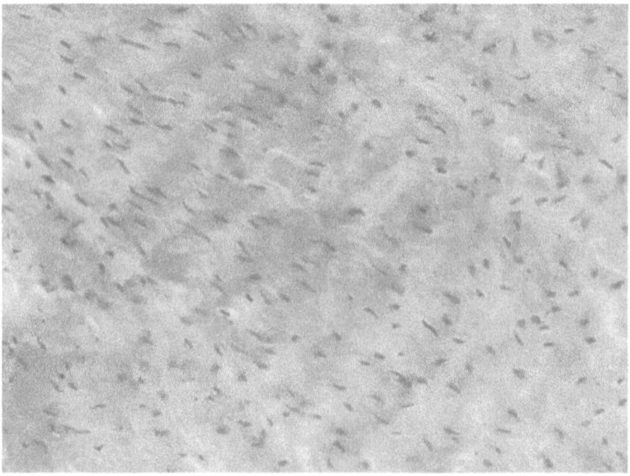

Figura 9. Aspecto histológico de la vaina del Tendón del Extensor Cubital del Carpo (ECU). Predominio de tejido conectivo densamente empaquetado con disposición de las fibras unidireccionales en paralelo (Tipo 1). Los núcleos celulares alargados son característicos de los fibroblastos.

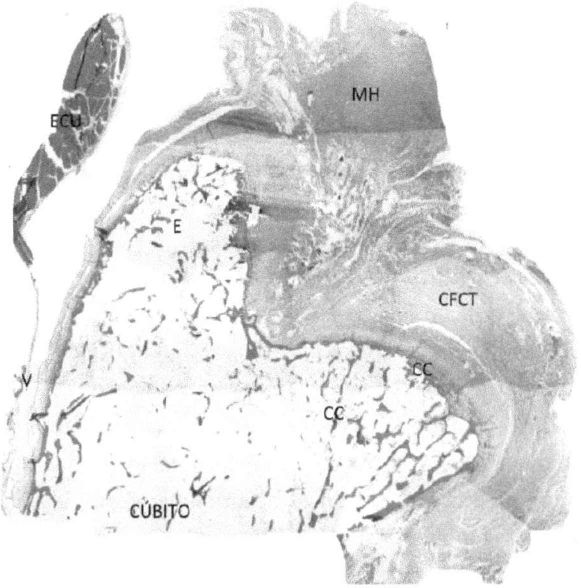

Figura 10. Imagen Histológica panorámica del Complejo Fibrocartílago Triangular (CFCT). El disco se encuentra plegado sobre la cabeza del Cúbito (CC), apuesto sobre la capa de cartílago que la cubre (C). Por fuera de la apófisis estiloides del cúbito (E), discurre el tendón del Extensor Cubital del Carpo (ECU) en su vaina (V). El menisco homólogo o Meniscoide ocupa el espacio cubito-carpiano, distal a la estiloides. En su aspecto cubital se observan vasos y tejido graso.

LESIONES DEL COMPLEJO FIBROCARTÍLAGO TRIANGULAR

La lesión en una o varias de las estructuras del complejo puede dar lugar a dolor y/o inestabilidad de la zona cubital de la muñeca, que conduce a discapacidad funcional. Debido a la función del CFCT en la transmisión de fuerzas a su través y la estabilidad del carpo, está sujeta a frecuentes lesiones traumáticas y degenerativas (Slutsky y Nagle 2007). El potencial de reparación/cicatrización del CFCT es dependiente de su aporte vascular a través de ramas de la arteria cubital y de ramas palmares y dorsales de la arteria interósea anterior (Nakamura y cols, 2001). La vascularización alcanza tan solo al 15-20% de la superficie del FCT. La cara radial y la zona central del FCT son prácticamente avasculares, como hemos visto en las descripciones e imágenes histológicas.

El espectro de lesiones del CFCT ha sido clasificado por Palmer en traumáticas (clase 1) y degenerativas (clase 2). Estas lesiones se subclasifican en varios tipos, en función de la porción del CFCT que esté afectada y de la intensidad (Palmer, 1989). Aunque se profundizará sobre esta clasificación en otros capítulos, haremos ahora la primera mención.

Lesiones de Clase 1 - **Lesiones Traumáticas**

1A. Rotura central del CFCT

Estas lesiones no se cicatrizan ya que esta región del CFCT es avascular. Sin embargo son estables, debido a que los ligamentos radio cubitales palmar y dorsal están intactos, evitando la subluxación/dislocación de la cabeza cubital (Badia, 2010). Esto justifica, que en la mayoría de los casos, el tratamiento consista en el desbridamiento/regularización del tejido, que en ningún modo va a cicatrizar.

1B. Avulsión (arrancamiento) de la inserción cubital de CFCT con o sin fractura asociada de la estiloides cubital. Aunque precaria, existe vascularización y por tanto, potencial de curación y justificación para la reparación quirúrgica.

1C. Avulsión distal del CFCT, con afectación del ligamento cúbito piramidal y ligamento cúbito semilunar.

1D. Avulsión de la inserción radial de CFCT, con o sin fractura de la cavidad sigmoidea. Es una zona avascular y aunque se ha descrito la reparación mediante reinserción transósea al radio, la mayoría de los cirujanos indican por razones histopatológicas, realizar simplemente un desbridamiento.

Lesiones de Clase 2 – Degenerativas

2A. Adelgazamiento de la porción central del FCT sin perforación

2B. Adelgazamiento de la porción central del FCT con condromalacia del semilunar, piramidal y/o cubital distal.

2C. Perforación degenerativa la porción central del FCT. A menudo sin condromalacia adyacente pero puede existir con condromalacia del semilunar, piramidal y/o cubital distal.

2D. Perforación degenerativa la porción central del FCT. condromalacia del semilunar, piramidal y/o cubital distal. Lesión del ligamento luno-

piramidal.
2E. Cualquiera/todas los anteriores con artritis cúbito carpiana.

Las posibilidades terapéuticas en las lesiones del CFCT han sido revisadas por Esplugas y Aixalà Llovet (2014) e incluyen las técnicas de: Desbridamiento sin reparación del FCT; desbridamiento del meniscoide o cápsula distal; reinserción periférica; reinserción de la fóvea con reparación directa; Técnica con anclaje óseo y ligamentoplastia con reconstrucción.
Burns y colaboradores (2011) y Skalski y colaboradores (2016), han revisado los errores más comunes en la interpretación de las lesiones del CFCT ya que algunas de sus estructuras y tejidos normales pueden simular diferentes patologías al ser valoradas con RNM.
-La bolsa sinovial del receso preestiloideo localizada cerca del extremo de la estiloides cubital entre el propio CFCT y el menisco homólogo puede variar sustancialmente en tamaño y forma. No debe confundirse este receso lleno de líquido normal con una masa o lesión (Burns et al, 2011).
-*Ligamentum Subcruentum*
Esta región triangular del tejido conectivo fibrovascular libre, localizado entre la lámina proximal y distal de la FCT en su inserción en la fóvea cubital puede confundirse en una RNM con lesión de la unión del CFCT y del cúbito.
-Unión radial
El FCT se inserta en la zona distal del radio en la cavidad sigmoidea sobre el cartílago hialino y puede ser confundido este hecho en RNM con baja señal de intensidad con despegamiento de la cara radial de no reconocer la inserción radial normal.
-Apófisis estiloides cubital
El tejido cartilaginoso hialino denso localizado en la punta de la apófisis estiloides cubital puede cambiar a fibrocartílago. Esta apariencia no debe ser malinterpretada como un despegamiento parcial del FCT de la punta de la apófisis estiloidea cubital.

BIBLIOGRAFÍA

Atzei A, Luchetti R. Foveal TFCC tear classification and treatment. Hand Clin. 2011, 27: 263–272.

Badia A. Management of Distal Radius Fracture-Associated TFCC Lesions Without DRUJ Instability. In: Piñal F, Luchetti R, Mathoulin C, editors. Arthroscopic Management of Distal Radius Fractures: Springer Berlin Heidelberg; 2010. pp. 67-72.
Berger RA, Landsmeer JMF. The palmar radiocarpal ligaments: a study of adult and fetal human wrist joints. J Hand Surg Am. 1990, 15: 507–509.

Buck FM, Gheno R, Nico MA, Haghighi P, Trudell DJ, Resnick D. Ulnomeniscal homologue of the wrist: correlation of anatomic and MR imaging findings. Radiology. 2009;253(3):771-779.

Burns JE, Tanaka T, Ueno T, Nakamura T, Yoshioka H. Pitfalls that may mimic injuries of the triangular fibrocartilage and proximal intrinsic wrist ligaments at MR imaging. Radiographics: a review publication of the Radiological Society of North America, Inc. 2011;31(1):63-78.

Cavalcante M.L., Rodrigues C.J., Mattar R. Jr. Mechanoreceptors and nerve endings of the triangular fibrocartilage in the human wrist J Hand Surg Am. 2004; 29: 432-438.

Esplugas M, Aixalà Llovet V. Lesiones del complejo del fibrocartílago triangular. Tipos de reparación. Rev Esp Artrosc Cir Articul 2014;21:14-27.

Haugstvedt JR, Langer MF, Berger RA. Distal radioulnar joint: functional anatomy, including pathomechanics. J Hand Surg Eur Vol. 2017; 42(4):338-345.

Kauer JMG. The articular disc of the hand. Acta Anat. 1975; 93: 590-605.
Linscheid RL. Biomechanics of the distal radioulnar joint. Clinical orthopaedics and related research. 1992(275):46-55. PubMed PMID: 1735232.

Milz S, Sicking B, Sprecher CM, Putz R, Benjamin M. An immunohistochemical study of the triangular fibrocartilage complex of the wrist: regional variations in cartilage phenotype. Journal of anatomy. 2007;211(1):1-7.

Moritomo H. Murase T, Arimitsu S. Change in the length of the ulnocarpal ligaments during radiocarpal motion: possible impact on triangular fibrocartilage complex tears J Hand Surg Am. 2008; 33: 1278-1286.

Nakamura T, Takayama S, Horiuchi,Y. Yabe Y. Origens and insertions of the triangular fibrocartilage complex: a histological study J Hand Surg Br. 2001; 26: 446-454.

Nakamura T, Yabe Y, Horiuchi Y. Functional anatomy of the triangular fibrocartilage complex. J Hand Surg Br. 1996, 21: 581–586.

Nishikawa S, Toh S. Anatomical study of the carpal attachment of the triangular fibrocartilage complex. Journal of Bone & Joint Surgery, British Volume. 2002;84-B(7):1062-1065.

Nobauer-Huhmann IM, Pretterklieber M, Erhart J, Bar P, Szomolanyi P, Kronnerwetter C,et al. Anatomy and variants of the triangular fibrocartilage complex and its MR appearance at 3 and 7T. Seminars in musculoskeletal radiology. 2012;16(2):93-103.

Palmer AK, Werner FW. The triangular fibrocartilage complex of the wrist—anatomy and function. J Hand Surg Am. 1981, 6: 153–162.

Palmer AK. Triangular fibrocartilage complex lesions: a classification. J Hand Surg. 1989;14(4):594-606.

Rein S, Semisch M, Garcia-Elias M, Lluch A, Zwipp H, Hagert E. Immunohistochemical mapping of sensory nerve endings in the human triangular fibrocartilage complex. Clin Orthop Relat Res. 2015; 473(10):3245-3253.

Semisch M, Hagert E, Garcia-Elias M, Lluch A, Rein S. Histological assessment of the triangular fibrocartilage complex. J Hand Surg Eur. 2016, 41: 527–533.

Skalski MR, White EA, Patel DB, Schein AJ, RiveraMelo H, Matcuk GR Jr. The Traumatized TFCC: An Illustrated Review of the Anatomy and Injury Patterns of the Triangular Fibrocartilage Complex. Curr Probl Diagn Radiol. 2016;45(1):39-50.

Slutsky DJ, Nagle DJ. Techniques in Wrist and Hand Arthroscopy: Churchill Livingstone/Elsevier; 2007.

CAPÍTULO 3. ASPECTOS BÁSICOS DE LA BIOMECÁNICA DE LA ARTICULACIÓN RADIOCUBITAL DISTAL.

Pedro Hernández Cortés. Mª Magdalena Peregrina Palomares.

El movimiento de rotación del antebrazo ocurre de forma simultánea y complementaria en la articulación Radio-Cubital Distal (ARCD) y la articulación Radio-Cubital Proximal (ARCP).

El cúbito es el elemento fijo de la unidad del antebrazo, el radio con el carpo y la mano giran en torno a él, en un eje que se extiende de la articulación Radio-Cubital proximal (ARCP) a la fóvea de la cabeza cubital, y no al contrario (Fig. 1) [Huang JI y Hanel DP, 2012].

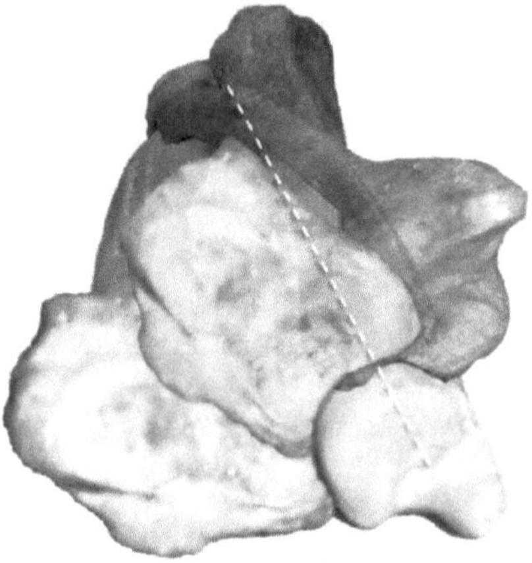

Figura 1. Representación esquemática de la pronosupinación del antebrazo. El radio es el que se mueve sobre un cúbito prácticamente fijo. La línea discontinua marca el eje de rotación que se extiende entre la ARCP y la fóvea de la cabeza cubital.

La pronación y supinación normal abarca un arco de movimiento de 150º. La articulación radio-carpiana proporciona una rotación adicional de 30º (Stuart y cols, 2000).
El movimiento de la ARCD no es solo rotacional, hay componentes de movimiento axial y de traslación (Fig. 2). El movimiento axial se debe al cruce entre cúbito y radio durante la pronación que produce cambios en la varianza cubital de hasta 2 mm (aumento relativo de la longitud del cúbito en pronación y disminución en supinación) y explica que un cubito "minus" no sea incompatible con un cuadro clínico de impactación ulno-carpal (Fig. 3) [Kleinman, 2007] .

La traslación dorsal y palmar del radio ocurre respectivamente en supinación y pronación (Fig. 2) [Pirela-Cruz y cols, 1991].

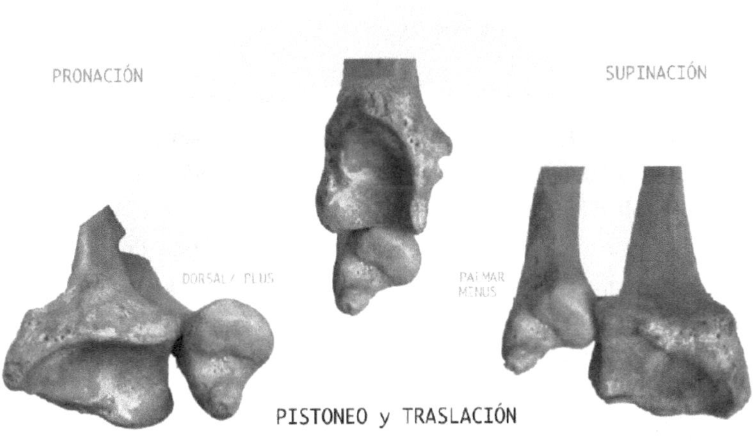

Figura 2. Movimientos axiales (pistoneo) y traslación durante la prono-supinación del antebrazo. Obsérvese que en pronación el cúbito queda en una posición relativa de mayor longitud y traslación dorsal, y en supinación, disminuye la varianza cubital y la cabeza ulnar se desplaza al segmento palmar de la cavidad sigmoidea.

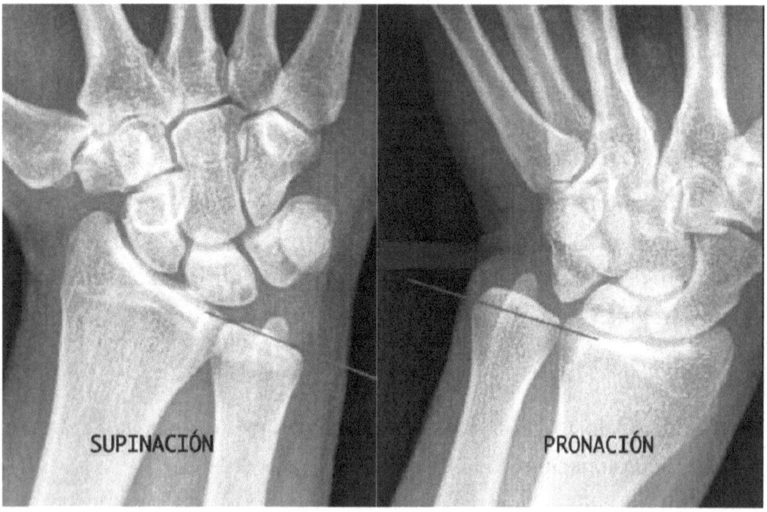

Figura 3. Aumento de la varianza cubital con el antebrazo en pronación.

La estabilidad de la ARCD se proporciona por una combinación de la arquitectura ósea y elementos de partes blandas como el complejo fibrocartílago triangular (CFCT), el pronador cuadrado y la membrana intérosea (MIO) [Huang y Douglas, 2012] .

A menudo partimos de la premisa que la anatomía ósea de la ARCD es intrínsecamente inestable pues la cabeza del cúbito tiene un arco de 90-135º y la cavidad sigmoidea del radio de 47 a 80º y el radio de curvatura es diferente entre 10 y 15 mm (lo que permite los movimientos de traslación), en definitiva, la cavidad sigmoidea es muy plana y la cabeza del cúbito muy cilíndrica (Tolat y cols, 1996). Por ello, el contacto entre las superficies articulares es limitado, siendo del 60% en la posición intermedia y del 10% en los extremos (Fig. 4).

Sin embargo, La ARCD no es tan inestable, es una hemiarticulación que completa a la ARCP, sólo un elemento más en la unidad funcional del antebrazo, que junto a la adecuada curvatura del radio permite una prono-supinación congruente, armónica y completa.

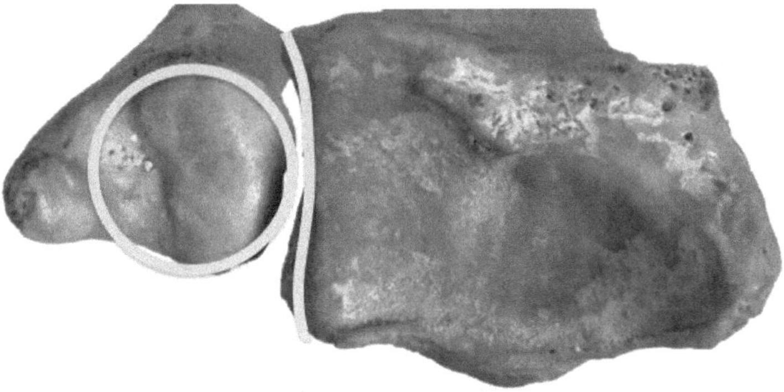

Figura 4. Diferencias en el radio de curvatura entre la cabeza del cúbito y la cavidad sigmoidea del radio.

El antebrazo puede ser entendido como una articulación con dos cóndilos. Carl y Elisabet Hagert (2010) describieron el artificio de sustraer la diáfisis de cúbito y radio en pronación, para aponer los extremos del antebrazo, lo que conforma una articulación bicondilar perfecta altamente congruente, como una rodilla (Fig. 5). Incluso, podríamos asemejar en esta circunstancia, la membrana interósea al ligamento cruzado anterior.

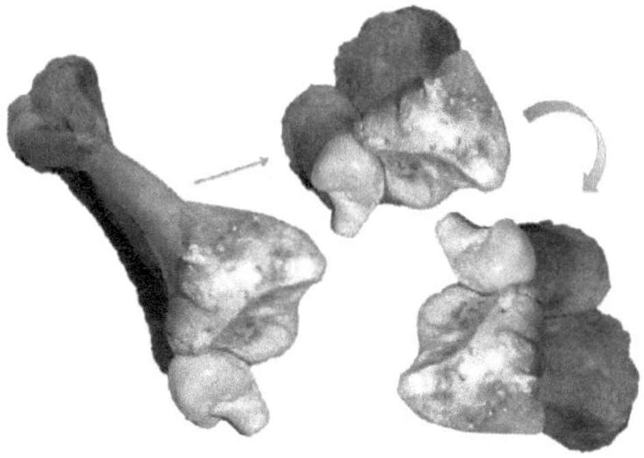

Figura 5. Artificio de Hagert y Hagert (Hand Clin 2010). La sustracción de la diáfisis de cúbito y radio de un antebrazo en pronación, permite sumar las hemiarticulaciones RCP y RCD, que resultan en una articulación completa, bicondilar, de alta congruencia.

La curvatura pronadora del radio, permite el cruce de este hueso, sobre el cúbito para completar la pronación. La alteración de la anatomía ósea (por ejemplo, un callo vicioso) en cualquier punto del antebrazo puede afectar a la ARCD en forma de inestabilidad o bloqueo de la prono-supinación, como ocurre en una reducción no anatómica de fractura de radio, o una consolidación viciosa antigua, en una lesión de Galeazzi, que con el tiempo desarrolla una inestabilidad muy evidente (Hagert y Hagert, 2010).

Palmer y Werner (1981) establecieron que el principal estabilizador de la ARCD es el CFCT (Fig. 6). es una estructura ubicada en el aspecto ulnar de la muñeca que tiene por función estabilizar las articulaciones cúbito carpiana y radio cubital distal distribuyendo las presiones entre el carpo y el cúbito, siendo responsable de transmitir aproximadamente el 20% de las fuerzas que cruzan la muñeca (Nakamura y cols, 2000). Está formado por diferentes estructuras como el disco articular, los ligamentos radiocubitales distales, el meniscoide, el discutido ligamento colateral medial, los ligamentos ulnocarpales y la vaina del ECU (Fig. 7).

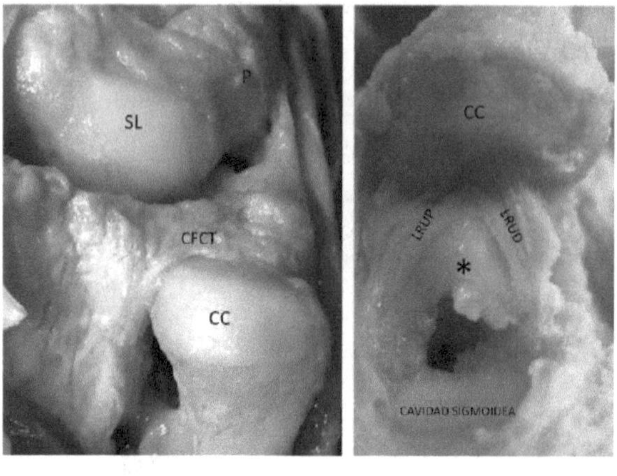

Figura 6. Complejo Fibrocartílago Triangular (CFCT). CC: Cabeza del cúbito. SL: Semilunar. *: Disco articular que muestra un desgarro y avulsión parcial de la cavidad sigmoidea. LRUP: Ligamento radio-ulnar palmar. LRUD: Ligamento radio-ulnar dorsal.

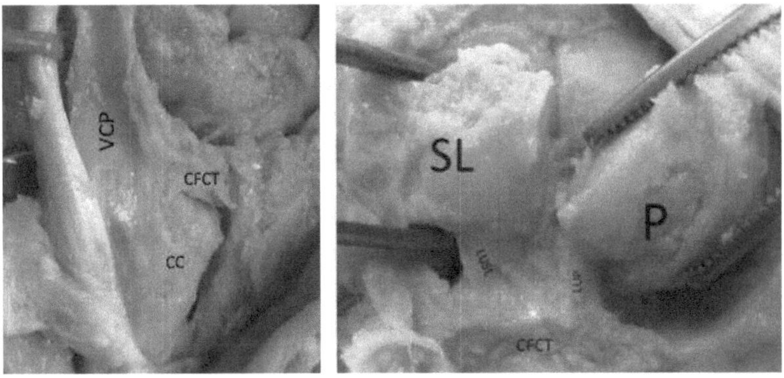

Figura 7. Complejo Fibrocartílago Triangular (CFCT). CC: Cabeza del cúbito. SL: Semilunar. P: Piramidal. VCP: Vaina del tendón del cubital posterior. LUP: Ligamento Ulno-Piramidal. LUSL: Ligamento Ulno-Semilunar.

Los ligamentos radio-cubital palmar y dorsal son los responsables de la mayor parte de la estabilidad de la ARCD. La controversia llega hasta el punto de carecer de acuerdo en la función de los ligamentos radioulnares distales. Schuind y cols (1991) en un estudio biomecánico en cadáver encuentran que el ligamento radio-ulnar dorsal (LRUD) aumenta su tensión en pronación y evita la luxación ulno-dorsal y el ligamento radio-ulnar palmar (LRUP) lo hace en supinación y evita la luxación ulno-palmar. Eckenstam y Hagert (1985) habían demostrado justo lo contrario. Hagert, en 1994, describió la existencia de una porción superficial y otra profunda (*ligamento subcruentum*) de los ligamentos radio-ulnares (RUL). Los primeros, se insertan en la base de la estiloides cubital y los segundos en la fóvea, siendo susceptibles de lesión en las fracturas de la base de la estiloides. En pronación las fibras superficiales dorsales y las palmares profundas se tensan y viceversa (Fig. 8). En Prono-Supinación intermedia los RUL se encuentran en tensión y longitud intermedia, y es por ello la posición preferible para inmovilizar cualquier lesión desestabilizante de la ARCD. En definitiva, para evitar la inestabilidad en cualquier sentido es necesaria la integridad de la porción palmar y dorsal del CFCT. Algunas técnicas quirúrgicas previamente publicadas que preconizaban la reconstrucción aislada del LRUD en las luxaciones ulno-dorsales, ahora las entendemos al menos teóricamente como insuficientes.

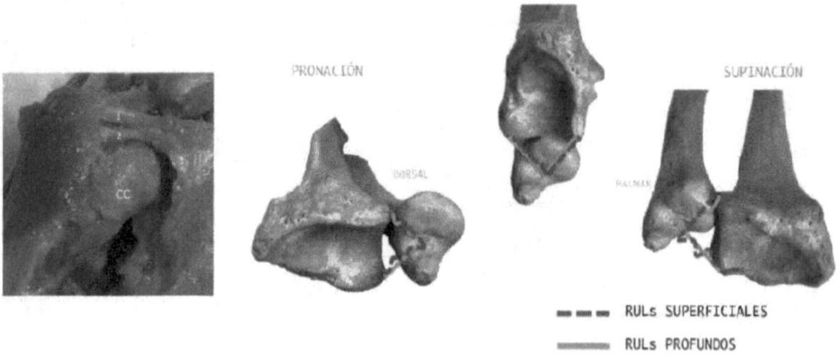

Figura 8. Complejo Fibrocartílago Triangular (CFCT). CC: Cabeza del cúbito. 1. Porción superficial de los ligamentos radio-ulnares. 2. Porción profunda de los ligamentos radio-ulnares. Se ilustra el comportamiento (tensión) de los ligamentos radioulnares (RULs) según la posición de pronosupinación del antebrazo.

Otros estabilizadores de partes blandas son el pronador cuadrado y la membrana interósea. El pronador cuadrado (Fig. 9), mantiene en compresión cúbito y radio (Huang y Hanel, 2012), y es el responsable de que cuando se experimenta una luxación palmar de la ARCD, la articulación sea difícilmente reductible aun en ausencia de estructuras interpuestas y puedan aparecer lesiones óseas equivalentes al Hill-Sachs del hombro.

La Banda distal oblicua de la membrana interósea (aunque inconstante) es otro estabilizador secundario y como se puede apreciar en la figura 10, tensa la cápsula ARCD proximal y radial. Hay estudios biomecánicos que sugieren que la ARCD puede ser estable aun con el CFCT lesionado, si el resto de los estabilizadores secundarios están indemnes. Esta estructura podría explicar la reestabilización articular que se observa después de la reconstrucción de la anatomía del radio en las fracturas de muñeca y de las osteotomías correctoras (devuelve la tensión a este elemento de la MIO), y una razón más para que las fracturas de estiloides cubital no se sigan de inestabilidad RCD (Moritomo, 2015).

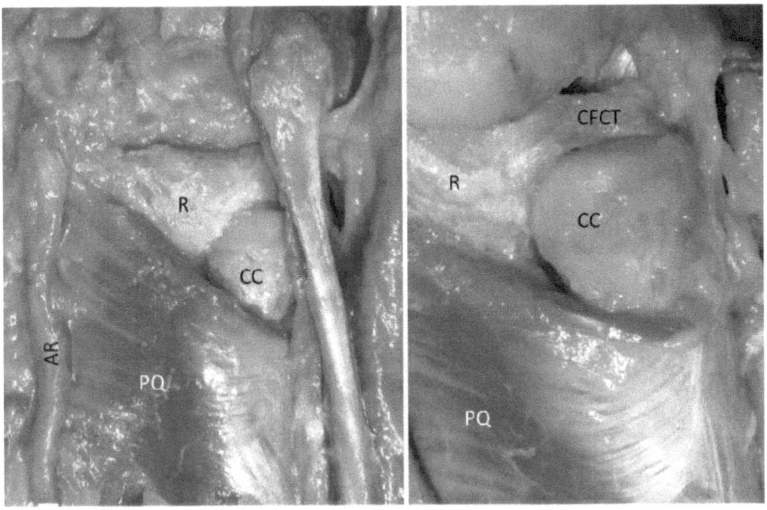

Figura 9. Pronador cuadrado (PQ) como estabilizador de la ARCD. Complejo Fibrocartílago Triangular (CFCT). CC: Cabeza del cúbito. R: radio. AR: Arteria radial.

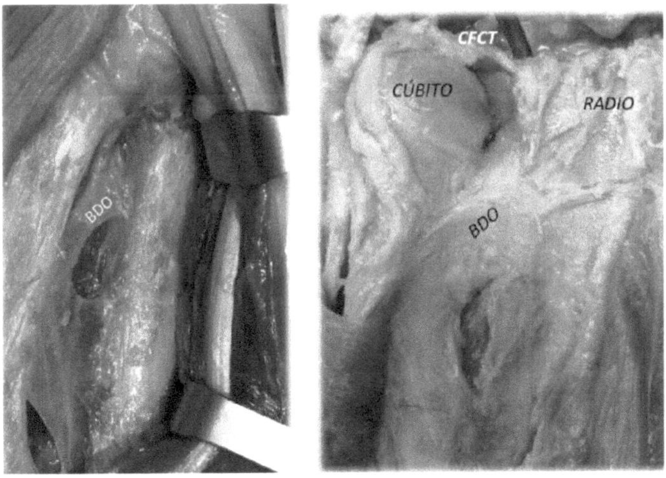

Figura 10. Membrana interósea. BDO: Banda distal oblicua. Complejo Fibrocartílago Triangular (CFCT).

Tolat realizó en 1996 un estudio en cadáver de la morfología de la ARCD en el plano frontal y coronal y estableció una serie de formas articulares que tienen una trascendencia clínica directa. En el plano frontal la I es paralela, la II es oblicua radial-proximal y la III oblicua inversa. La intervención de acortamiento del cúbito que realizamos para el sd de impactación ulnocarpal, estaría contraindicada en el Tolat III sopena de aumentar la presión articular con el riesgo de dolor y degeneración articular (Fig. 11).

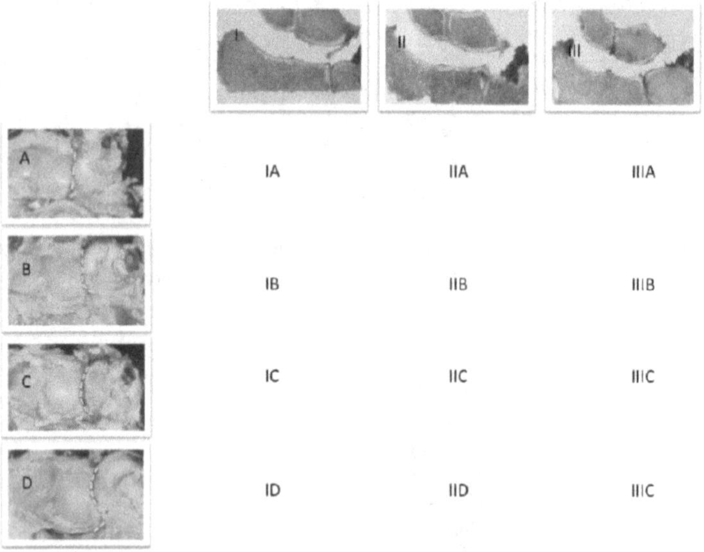

Figura 11. Clasificación de Tolat y cols de la morfología de la ARCD.

El cartílago articular no rodea por completo el perímetro del cúbito distal y es por ello que la rotación pura del antebrazo es de 300º y no de 360º (Huang y Hanel, 2012). También hay cartílago en la superficie distal del cúbito para formar parte de la articulación ulnocarpal, porque al igual que la articulación fémoro-tibial no deja de ser una articulación por la interposición de un menisco (Fig. 12).

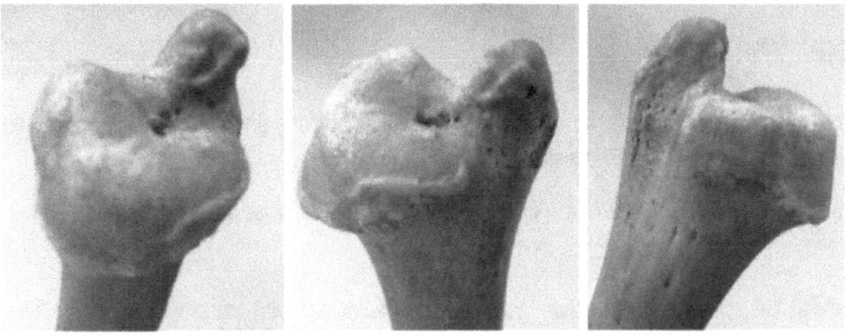

Figura 12. Disposición del cartílago articular en la cabeza del cúbito.

Aunque pocas veces se considera este aspecto, la ARCD es una articulación de carga y es crítica en la función de levantar objetos. Cuando la mano sujeta un peso con el codo flexionado y el antebrazo en rotación neutra, el radio se asienta sobre la cabeza del cúbito y se produce una carga transversal en forma de fuerza compresiva (Fig. 13).

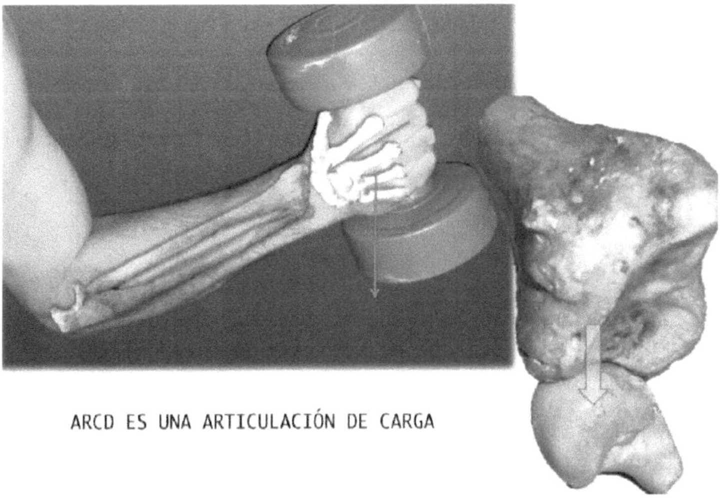

Figura 13. Esquema de los vectores de fuerza y carga en la ARCD a la prensión y levantar un peso.

BIBLIOGRAFÍA.

Af Ekenstam F, Hagert CG. Anatomical studies on the geometry and stability of the distal radio ulnar joint. Scand J Plast Reconstr Surg 1985;19:17–25.

Af Ekenstam F. Anatomy of the distal radioulnar joint. Clin Orthop Relat Res. Feb 1992;(275):14-8.

Hagert CG. Distal radius fracture and the distal radioulnar joint–anatomical considerations. Handchir Mikrochir Plast Chir 1994;26:22–6.

Hagert E, Hagert CG. Understanding Stability of the Distal Radioulnar Joint Through an Understanding of Its Anatomy. Hand Clin 2010; 26 (4): 459-466.

Huang JI, Hanel DP. Anatomy and Biomechanics of the Distal Radioulnar Joint. Hand Clin 2012; 28: 157-163.

Kleinman WB. Stability of the distal radioulnar joint: biomechanics, pathophysiology, physical diagnosis, and restoration of function what we have learned in 25 years. J Hand Surg Am 2007;32:1086–106.

Moritomo H. The Function of the Distal Interosseous Membrane and its Relevance to the Stability of the Distal Radioulnar Joint: An Anatomical and Biomechanical Review. Handchir Mikrochir Plast Chir. 2015; 47(5):277-80.

Nakamura T, Yabe Y, Horiuchi Y. Functional anatomy of the triangular fibrocartilage complex. J Hand Surg Br. 1996, 21: 581–586.

Palmer AK, Werner FW. The triangular fibrocartilage complex of the wrist—anatomy and function. J Hand Surg Am. 1981, 6: 153–162.

Pirela-Cruz MA, Goll SR, Klug M, Windler D. Stress computed tomography analysis of the distal radioulnar joint: a diagnostic tool for determining translational motion. J Hand Surg Am 1991;16:75–82.

Schuind F, An KN, Berglund L, Rey R, Cooney WP 3rd, Linscheid RL, Chao EY. The distal radioulnar ligaments: a biomechanical study. J Hand Surg Am. 1991; 16(6):1106-14.

Stuart PR, Berger RA, Linscheid RL, An KN. The dorsopalmar stability of the distal radioulnar joint. J Hand Surg Am 2000;25:689–99.

Tolat AR, Stanley JK, Trail IA. A cadaveric study of the anatomy and stability of the distal radioulnar joint in the coronal and transverse planes. J Hand Surg Br 1996;21:587–94.

CAPÍTULO 4. EXPLORACIÓN DE LA ARTICULACIÓN RADIOCUBITAL DISTAL.

Encarnación Cárdenas Grande y Guillermo Salmerón Vélez.

La exploración de la articulación radiocubital distal (ARCD) como la exploración de cualquier otra zona anatómica requiere cuatro actos básicos:

1. La historia clínica:

La historia clínica es fundamental para poder orientar el diagnóstico, cuanta más información recopilemos más fácil será la selección de las pruebas de imagen y poder llegar a un diagnóstico certero (Watson y Weinzweig, 1997).

Es importante conocer la edad del paciente, la actividad laboral, la mano dominante, la lateralidad, las actividades de ocio y deportivas, si ha tenido lesiones o cirugías previas, y el estado socioeconómico laboral actual.

También es muy importante conocer cómo comenzó el dolor, si fue de forma espontánea o tras un traumatismo, en el caso de tratarse de un traumatismo cómo fue éste, y en qué posición se encontraba la muñeca.

Es necesario conocer las características del dolor, si algún movimiento determinado reproduce el dolor, sensaciones de bloqueo, crujidos o chasquidos articulares...etc.

2. Inspección:

Es necesario observar la actitud del paciente, la forma de desenvolverse tanto con ese miembro como con el contrario. La presencia de atrofias musculares, temblores, edema, movimientos anormales, heridas, abrasiones, tumoraciones...etc (Young y cols, 2007).

En el caso de una lesión aguda presentará tumefacción, posiblemente alguna herida, incluso un hematoma. Sin embargo, en el caso de dolor crónico o no observemos nada, o puede aparecer una tumoración a nivel de la articulación por una posible sinovitis.

Un signo característico a la inspección es el signo del hoyuelo, que es característico de una inestabilidad de la ARCD, cuando presionan con la mano la mesa, el cúbito se desplaza hacia palmar y genera una depresión en la zona dorso-radial que es el hoyuelo (Adams y Berger, 2002).

3. Examen físico:

Un examen físico detallado consiste en palpación, medición del balance articular y fuerza de agarre, movilización pasiva-activa de la muñeca y maniobras de provocación (Young y cols, 2007).

Para poder realizarlo lo mejor posible es aconsejable utilizar una mesa de exploración cómoda con el paciente sentado en frente del explorador, con ambos miembros superiores apoyados sobre la misma, para poder comparar las diferentes maniobras que se vayan realizando con el miembro sano. Situar al paciente en frente nos permite observar los gestos que realiza inconscientemente durante la exploración que pueden ser de ayuda para el diagnóstico.

4. Palpación:

Es una herramienta muy útil en la exploración de la muñeca. Se debe de palpar con el índice o pulgar tanto las prominencias óseas como las depresiones en busca de hallazgos dolorosos. En el caso de una lesión aguda es menos útil por el dolor más generalizado y el edema (Burkhart y cols, 1982).

Se recomienda llevar a cabo una sistemática de palpación y siempre comparar con el lado contralateral. Si se presume una zona muy dolorosa, lo ideal es ir de la zona de menos dolor a la de más dolor para que no obtengamos una información errónea.

En este capítulo no nos vamos a centrar solamente en la exploración de la ARCD sino que lo vamos a enfocar a la exploración de la región cubital del carpo y muñeca, para poder hacer un diagnóstico diferencial (Tabla 1) oportuno cuando un paciente acuda a nuestra consulta con dolor a dicho nivel (LaStayo P y Weiss, 2001).

Intracapsular	Extracapsular
Condromalacia del polo proximal del ganchoso	Inestabilidad carpo-metacarpiana
Inestabilidad mediocarpiana volar	Entensopatía del Extensor cubital del carpo (ECU)
No unión fractura avulsión dorsal del piramidal	Fractura o no-unión del ganchoso
Inestabilidad mediocarpiana dorsal	Disfunción piso-piramidal
Inestabilidad grande-semilunar	Entensopatía del Flexor cubital del carpo (FCU)
Inestabilidad luno-piramidal	Lesión rama sensitiva dorsal del N. cubital
Fractura o coalición luno-piramidal	Compresión Túnel de Guyon
Lesiones ligamentosas ulno-carpales	Tenosinovitis del ECU
Pinzamiento estiloides cubital y piramidal	Inestabilidad secundaria a lesión del ECU
Pinzamiento del piramidal por lesión ligamentosa (TILT)	
Sinovitis receso pre-estiloideo en fases agudas de artritis reumatoide	
Lesión del complejo fibrocartílago triangular (CFCT)	
Sd pinzamiento ulno-carpal	
Enfermedad de Kiemböck	

Artrosis de la articulación radio-cubital distal (ARCD)	

Tabla 1. Patologías que generan dolor cubital del carpo (LaStayo P y Weiss, 2001).

Movilidad y fuerza de prensión

Debe valorarse la movilidad pasiva y la activa, tanto en pronación como en supinación con un goniómetro. En lesiones agudas la movilidad suele estar disminuida por el dolor, pero en lesiones crónicas podemos encontrarnos con rangos de balance articular conservados.

Según Watson y Weinzweig (1997), si el antebrazo permite la pronosupinación completa forzada sin dolor indica que no hay lesión del CFCT ni de la ARCD. La pérdida de flexión pasiva suele estar relacionada con patología carpal subyacente. Es muy importante valorar durante la exploración los crujidos, chasquidos o crepitación si aparecen y reproducen el dolor del que se queja el paciente.

La crepitación habitualmente aparece en procesos degenerativos cuando dos superficies ásperas rozan entre ellas; un chasquido puede generarse por ejemplo por una subluxación del ECU al forzar la desviación cubital de la muñeca en supinación y el "clunk" es un sonido más bajo producido por el desplazamiento repentino de un hueso del carpo que se encontraba fuera de su localización habitual (Burkhardt y cols, 1982).

La fuerza de agarre es otro parámetro importante a valorar en pacientes con dolor en la región cubital del carpo. La prueba de impactación rotatoria descrita por LaStayo y Weiss (2001), consiste en cuantificar la fuerza en pronación y en supinación. Se ha demostrado que la carga transmitida del cubito al semilunar es mayor en pronación que en supinación, por lo que si hay un problema de pinzamiento ulno-carpal la fuerza en pronación estará disminuida.

1. Movilización pasiva de la articulación o Ballottement test

Consiste en la movilización pasiva de las diferentes articulaciones, debemos valorar la disminución o aumento de la movilidad, crepitación o dolor. En la columna cubital de la muñeca encontramos siete articulaciones que pueden moverse de forma pasiva.

Estas son las diferentes maniobras de deslizamiento o ballottement test:

1. Signo de la tecla del piano.
2. Ballottement test del cúbito distal.
3. Ballottement test del cúbito distal en desviación radial
4. Test de compresión del pisiforme.
5. Reagan's ballottement test (LTq)
6. Grinding test piso-piramidal
7. Maniobra de cizallamiento piramido-ganchoso
8. Maniobra de cajón anterior o posterior mediocarpiano
9. Maniobra de estrés carpo-metacarpiana del 5º

1.1 Articulación radio cubital distal

La prueba de la tecla de piano es útil para el diagnóstico de una inestabilidad de la ARCD. Consiste en reducir el cúbito distal que se encuentra subluxado a dorsal (Fig. 1) cuando el paciente mantiene el antebrazo apoyado en la mesa, frecuentemente al retirar la presión aplicada vuelve a subluxarse (Beckenbaugh, 1984). [1]

[1] Realmente no es el Cúbito el luxado, pues es el elemento fijo al rededor del cual se mueve el radio, pero en la terminología de la luxación ARCD, la posición del cúbito se ha asumido como la que marca el desplazamiento.

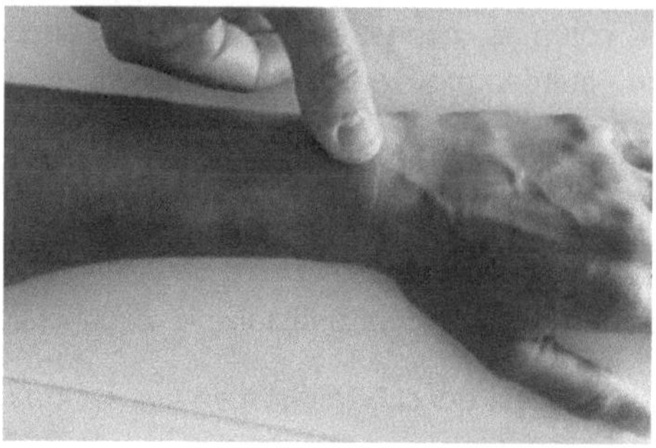

Figura 1. Maniobra de la tecla de piano.

Otra maniobra útil para valorar la inestabilidad es el Ballottement test de la ARCD, el explorador con una mano estabiliza el cúbito y con la otra desplaza el radio y el carpo como una unidad, hacia dorsal y hacia volar (a efectos prácticos, muchos médicos lo hacen al contrario, desplazan el cúbito, pero la interpretación es equivalente, se trata de reproducir un desplazamiento relativo) [Fig.2], se debe de realizar en pronación, supinación y posición neutra. En posición neutra hasta 5 mm de desplazamiento es normal, pero en supinación y pronación máximas no debe de haber desplazamiento porque es cuando el CFCT se encuentra tenso y restringe el rango articular (Shin y cols, 2005). Si asociamos una desviación radial aumenta la tensión de los ligamentos ulno-carpales y del ECU por lo que aumenta la estabilidad y disminuye la movilidad, por lo que si aparece un ballottement test positivo, sospecharemos una inestabilidad de la ARCD (Christodoulou y Bainbridge, 1999).

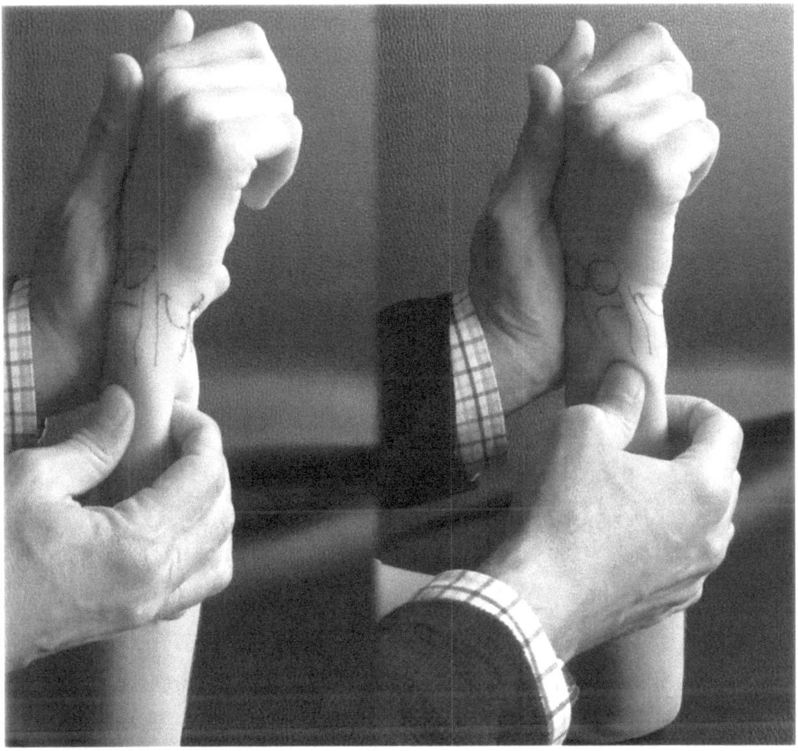

Figura 2. Ballottement test de la ARCD. La maniobra debe realizarse en en pronación, neutro y supinación. Habitualmente sujetamos el radio y el carpo con una mano e intentamos desplazar en sentido dorsal y palmar la cabeza del cúbito.

1.2 Articulación cúbito-carpiana

La maniobra del cizallamiento ulno-carpiano o maniobra de compresión del pisiforme evalúa la capacidad del CFCT y del menisco homólogo para resistir el estrés del cizallamiento (Berger y Dobyns, 1996). El explorador coloca el pulgar en la superficie plana volar del pisiforme (Fig.3) y los dedos índice y medio en el cúbito dorsal distal, generando una fuerza de compresión entre ambos (Hertling y Kessler, 1990). Si aparece dolor o crepitación, la maniobra es positiva y puede indicar una lesión del CFCT, un proceso degenerativo o una inestabilidad, en este último caso se observaría mayor desplazamiento.

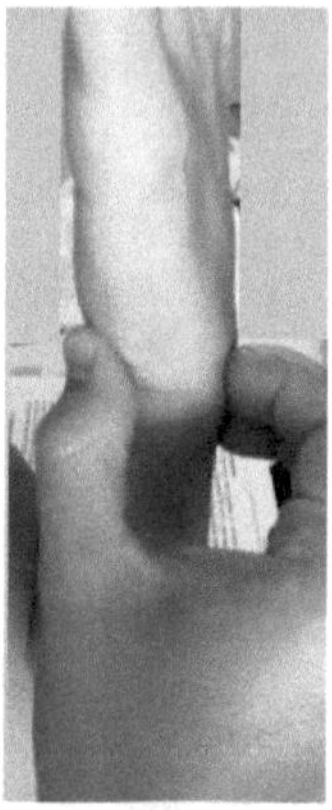

Figura 3. Maniobra de compresión del pisiforme.

1.3 Articulación luno-piramidal

La maniobra de ballottement test de la articulación luno-piramidal es positiva cuando ésta tiene mayor movilidad que la contralateral, fue descrita por Reagan y cols. (1984), y pone de manifiesto una inestabilidad luno-triquetal. El explorador estabiliza con una mano el semilunar (Fig. 4) y con la otra lleva a cabo un desplazamiento dorsal y volar del piramidal.

Otra maniobra es la del cizallamiento luno-piramidal, descrita por Kleinman, que consiste en estabilizar la cara dorsal del semilunar con un dedo mientras que se comprime el semilunar desde volar (Kleinman, 2007).

La maniobra de Derby, descrita por Christodoulou y Bainbridge (García Elías y cols, 2008) consiste en reducir el patrón en VISI de mala alineación carpiana, está presente en inestabilidades luno-piramidales y en inestabilidades mediocarpianas. Se lleva a cabo con la muñeca del paciente en extensión y desviación radial, el examinador con el pulgar empuja hacia dorsal el semilunar mientras se vuelve a una alineación neutra. El semilunar con la presión y la alineación vuelve a su situación original y la sensación de disconfort del paciente desaparece.

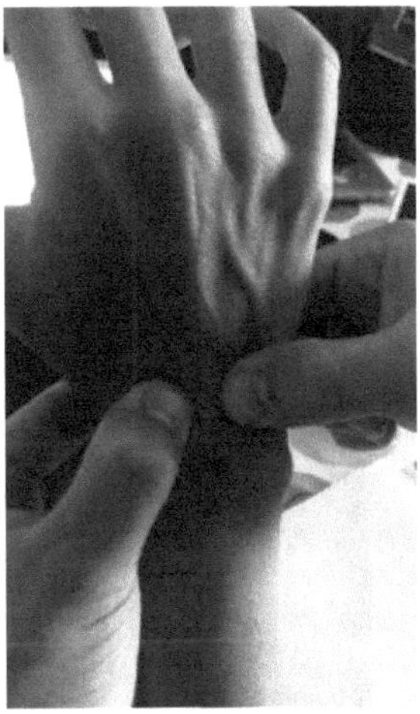

Figura 4. Maniobra de ballottement test ("peloteo de Reagan") de la articulación luno-piramidal. El explorador estabiliza con una mano el semilunar y con la otra lleva a cabo un desplazamiento dorsal y volar del piramidal.

1.4 Articulación piso-piramidal

Se trata de una articulación muy móvil y fácil de evaluar (Fig.5). Es muy útil el grind test (Helal, 1978), que consiste en localizar el pisiforme mantenerlo sujeto con el dedo índice y pulgar, y generar un desplazamiento lateral y medial a la vez que se genera una presión sobre el piramidal. Una maniobra positiva genera crepitación y dolor, que nos hará sospechar patología degenerativa de esta articulación.

1.5 Articulación pirámido-ganchoso

La maniobra de cizallamiento o grinding test para esta articulación consiste en posicionar la muñeca en desviación cubital, el explorador con una mano fija el hueso grande y con la otra el ganchoso, generando una fuerza en dirección contraria entre ambos. Una maniobra positiva generará dolor y crepitación. (Fig.6) La condromalacia del polo proximal del ganchoso es una patología bastante frecuente, sobre todo cuando existe un semilunar tipo 2 de Viegas (semilunar con 2 facetas articulares una para ganchoso y otra para el hueso grande)[Linscheid y Dobyns, 1985]. Frecuentemente se reproduce cuando la muñeca se desvía hacia cubital porque es cuando el semilunar se apoya sobre el cúbito distal.

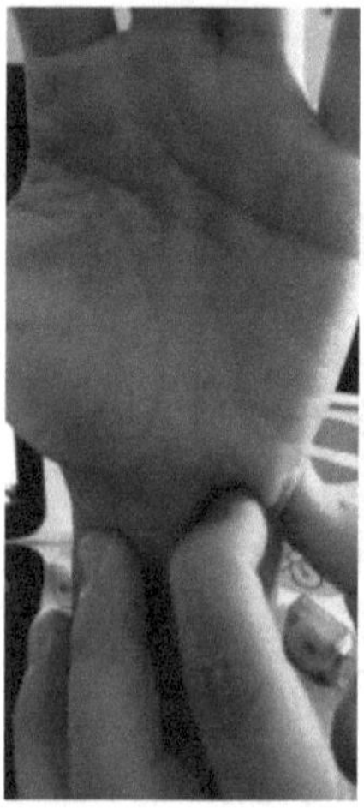

Figura 5. Grinding test de la articulación piso-piramidal. Se sujeta el pisiforme entre 1º y 2º dedo y se produce un desplazamiento medial-lateral, a la vez que se presiona con el mismo sobre el piramidal.

Una hipermovilidad en esta articulación es poco frecuente, pero puede deberse a una inestabilidad como resultado de la rotura del refuerzo capsular que forma el suelo de la vaina del tendón del ECU, descrita por Zancolli (2001).

1.6 Articulación luno-capitate

Para valorar la estabilidad mediocarpiana es útil las maniobras de cajón anterior y posterior (Louis y cols, 1984). Se realizan fijando con una mano el radio y con la otra la base de los metacarpianos e hilera distal del carpo. Exploraremos tanto la presencia de un cajón palmar o uno dorsal, en función de hacia dónde generemos la fuerza con la hilera distal del carpo (Louis y cols, 1984).

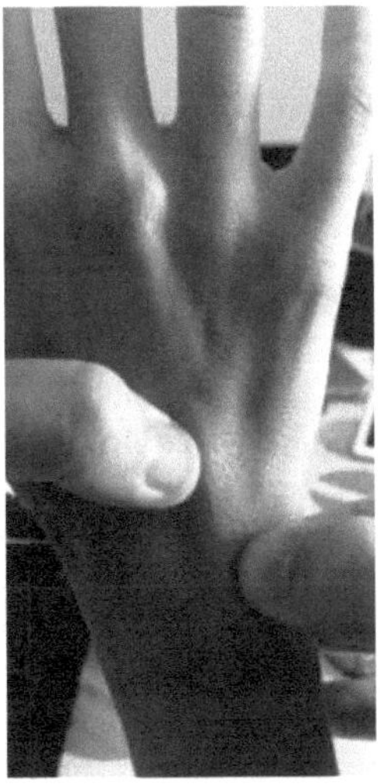

Figura 6. Grinding test piramido-ganchoso.

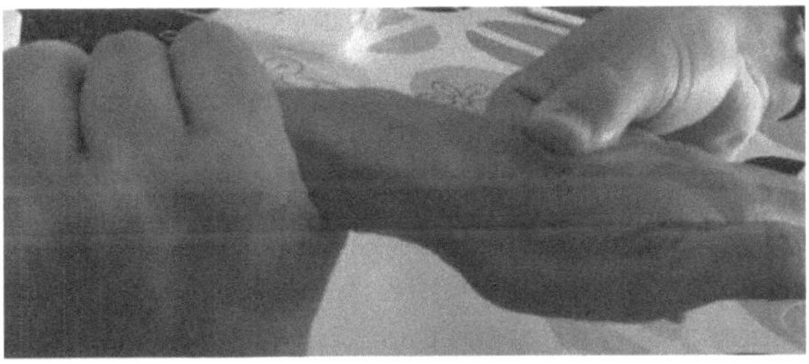

Figura 7. Cajón anterior articulación mediocarpiana

1.7 Articulación carpo-metacarpiana del 5º

La inflamación y tumefacción en la base del 5º MTC es poco frecuente, sobre todo postraumática. Se valora la movilidad de esta articulación con la metacarpofalángica en flexión (Fig. 8). Se trata de una articulación móvil. Si aparece crepitación nos hará sospechar degeneración articular, y en el caso de una hipermovilidad pensaremos en una inestabilidad (Schernberg, 1990).

2. Maniobras de provocación de dolor cubital

Estas maniobras intentan reproducir las circunstancias en las que se produce el dolor, para poder orientar el diagnóstico y las pruebas de imagen necesarias para confirmarlo (Berger y Dobyns, 1996; Cooney y cols, 1997).

2.1 Test de compresión radio-cubital

Consiste en generar una presión en el cúbito distal contra la fosa sigmoidea del radio, y con la otra mano el explorador de forma pasiva genera un movimiento de pronación a supinación completa (Cooney cols, 1997). Este test nos permite conocer el estado del cartílago, una maniobra dolorosa se deberá a proceso degenerativo articular. (Fig.8)

2.2 Test de pronosupinación con carga

La articulación radiocubital distal es una articulación de carga. En esta maniobra se le pide al paciente que lleve el antebrazo de una pronación completa a una supinación máxima con peso de forma progresiva hasta que se genera dolor. La capacidad de carga media es de 5 kg. (García Elías y cols, 2008). En circunstancias patológicas, por ejemplo condromalacia, se observará una debilidad de la musculatura y dolor ante una carga mínima.

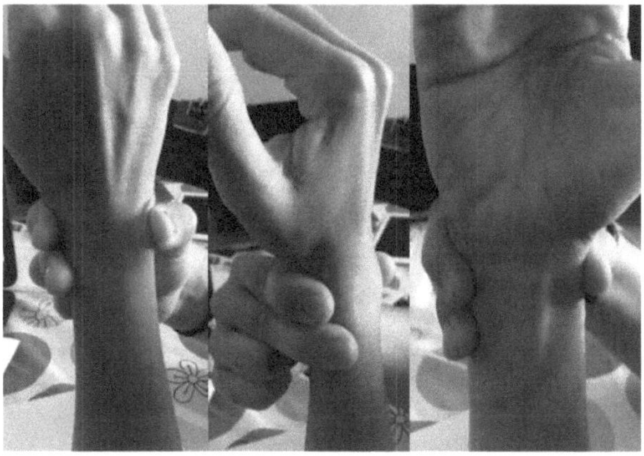

Figura 8. Compresión radiocubital en pronación, neutro y supinación.

2.3 Test de subluxación del ECU

Esta maniobra se realiza con el antebrazo en supinación máxima (Burkhart y cols, 1982), el explorador de forma pasiva genera una desviación cubital de la muñeca forzada, hay una inestabilidad cuando hay una subluxación o luxación del tendón de su recorrido habitual en la cabeza del cúbito.

2.4 Test de sinergia del ECU

Ruland y Hogan (2008) describieron esta maniobra para intentar discernir en el dolor cubital de la muñeca el dolor secundario a inflamación del ECU o patología intracarpiana. Se ha demostrado que hay una sinergia cuando se genera la contracción del *abdutor pollicis brevis* y el ECU. Para realizar esta maniobra el paciente mantiene el antebrazo en supinación, el explorador bloquea el 1er dedo junto al índice del paciente y le indica que intente separarlos, esta contracción del 1er interóseo palmar y el *abductor pollicis brevis* generará una contracción sinérgica del ECU. Si aparece dolor nos orientará hacia patología del ECU, pero si no aparece dolor nos la descartaría (Fig.9).

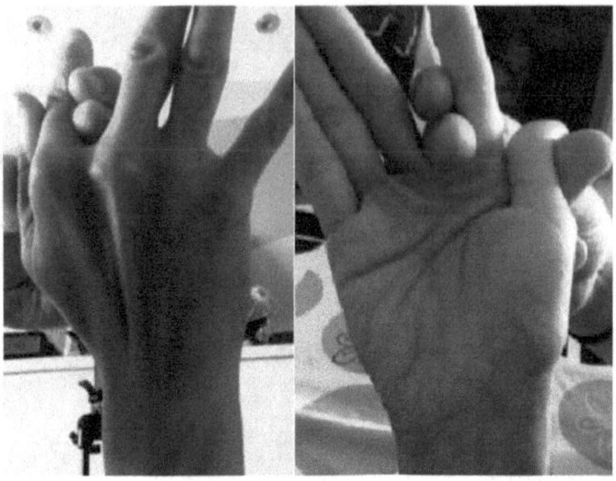

Figura 9. Test de sinergia del ECU

2.5 CFCT grind test

Este test de estrés ulno-carpal evalúa la capacidad del CFCT para soportar el esfuerzo rotario de cizallamiento (Nakamura y cols, 1997), para ello la mano del paciente es sostenida por los metacarpianos, mientras que el antebrazo distal se estabiliza en posición vertical, la muñeca es desviada hacia cubital mientras que el explorador aplica una carga axial mientras gira el antebrazo de supinación completa a pronación máxima (Fig.10). Una prueba positiva generará dolor, crepitación o un clic, e indicará lesión del CFCT o impactacion ulno-carpal.

Otra prueba similar a esta, es la manobra de la prensa (Lester y cols, 1995), en la que se le pide al paciente mientras está sentado que empuje una superficie para desplazar su peso corporal con esa muñeca, generando una carga cubital axial y provocará dolor.

La maniobra del destornillador también sirve para evaluar el CFCT o un pinzamiento ulno-carpal (Berger y Dobyns, 1996), el paciente mantiene un destornillador y resiste los pares de fuerza de prono-supinación que el examinador genera desde el otro extremo, produciendo crepitación y dolor.

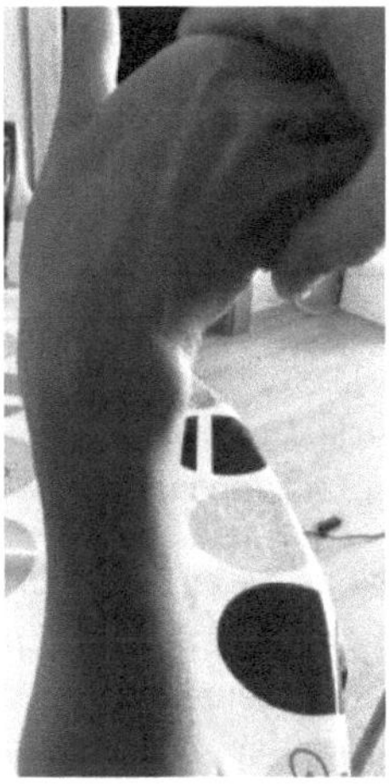

Figura 10. Grinding test del CFCT, compresión axial en columna cubital mientras que en antebrazo pasa de pronación a supinación máxima.

2.6 Test de impactación ulnocarpal (estiloides cubital-piramidal)

Consiste en generar un conflicto de espacio entre la estiloides cubital y el aspecto dorso-cubital del piramidal (Nakamura y cols, 1997). Se realiza con el brazo en supinación y la muñeca en extensión máxima y desviación cubital, una presión sobre la palma genera dolor (Fig. 11).

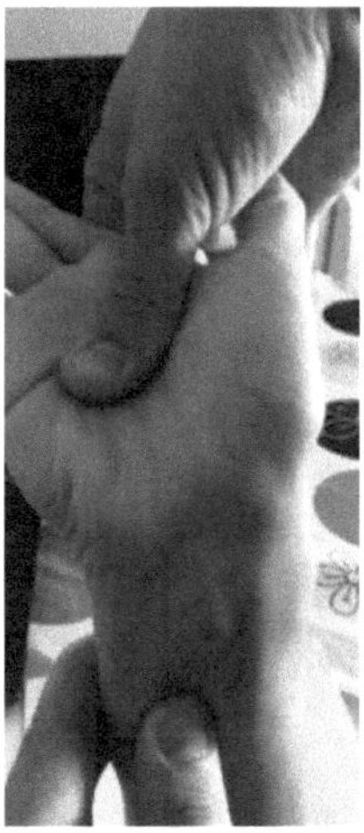

Figura 11. Test de impactación ulno-carpal de Nakamura.

2.7 Test del meniscoide ulno-carpal (Waiter's test)

El "homólogo ulno-meniscal" es un pliegue sinovial altamente vascularizado e inervado que se extiende desde la superficie interna de la capsula ulno-carpiana hasta el espacio articular ocupando el espacio triangular que hay entre la superficie distal del CFCT y la superficie convexa del piramidal (Buck y cols, 2009). Puede lesionarse en cargas axiales con la muñeca en desviación cubital.

Esta maniobra consiste en aplicar una carga axial a la muñeca mientras se lleva desde la extensión a la desviación cubital y flexión. El objetivo es generar un estrés localizado en la periferia del espacio ulno-carpiano donde se localiza el meniscoide. Se debe de realizar en supinación, neutro y pronación, habitualmente es más dolorosa en supinación.

2.8 Test de compresión luno-piramidal

La maniobra de compresión luno-piramidal, también conocida como la prueba de la tabaquera cubital (Fig.12) o maniobra de cizallamiento luno-piramidal de Linscheid (Berger y Dobyns, 1996), es positiva cuando hay patología degenerativa en dicha articulación, su positividad hace poco probable la lesión del CFCT. Para evaluarla examinador presiona a nivel de la tabaquera cubital, es decir, una presión en el borde medial del piramidal entre el *extensor carpi ulnaris* y el *flexor carpi ulnaris*, a la vez que se realiza una desviación radial de la muñeca, provocando dolor.

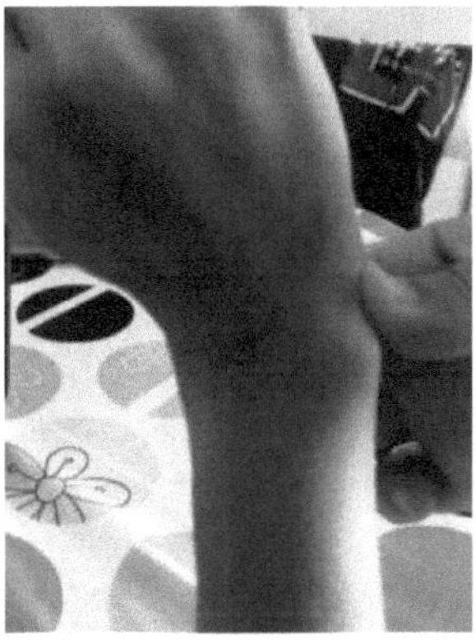

Figura 12. Maniobra de la tabaquera cubital o test de compresión Luno-Piramidal.

2.9 Maniobra de traslación del piramidal

Esta maniobra trata de evaluar la integridad del ligamento luno-piramidal, es la análoga de la maniobra de Watson (Watson y Weinzweig, 1997) para el ligamento escafo-lunar. El explorador con una mano fija el cubito y radio distal, y con el pulgar de la otra genera una presión en la cara dorsal del piramidal, desde la desviación cubital de la muñeca hacia la radial (Fig. 13). Si el ligamento está integro el piramidal no podrá flexionarse y no provocará dolor, pero si está roto aunque mantengamos la presión con el pulgar éste intentará flexionarse generando dolor, incluso un "click".

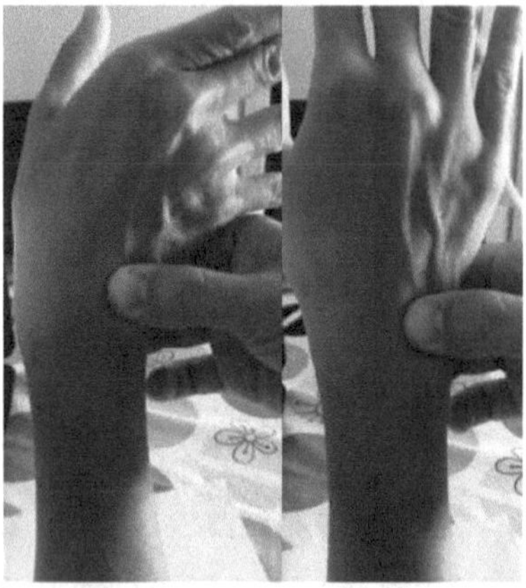

Figura 13. Maniobra de traslación del piramidal.

2.10 Test de desplazamiento de la mediocarpiana

Descrita por Lichtman y cols (1981), valora la laxitud de la articulación mediocarpiana, su objetivo es subluxar dicha articulación hacia palmar. Se realiza con el antebrazo en pronación y la muñeca en desviación cubital, el examinador genera una fuerza a nivel de la mediocarpiana hacia volar (Fig. 14), hay 5 grados diferentes en función de la movilidad articular que aparezca (I, no hay subluxación por integridad ligamentaria; a V, el paciente subluxa la articulación sin ayuda externa) [Feinstein y cols, 1999]. La desviación radial, coloca al semilunar en flexión, con lo que vuelve a "cazar" al hueso grande y se reduce la articulación mediocarpiana. Con ella se evalúa la competencia de los ligamentos volares. En pacientes hiperlaxos hay que ser cautos, y siempre evaluar el miembro contralateral de forma comparativa.

2.11 Maniobra de tracción de gancho del ganchoso

El gancho del ganchoso es la pared lateral del túnel carpiano y sirve de polea de reflexión de los tendones flexores del 5º dedo. Ambos tendones cambian su dirección a dicho nivel, por lo que una contracción de estos músculos provocará una fuerza lateral en el ganchoso (Wright y cols, 2010). Para realizar esta maniobra la muñeca del paciente se flexiona y se desvía hacia cubital, para aumentar la angulación de los tendones a su paso por el gancho del ganchoso, y se le pide al paciente que realice una flexión contrarresistencia del 5º dedo (Fig. 15), que generará dolor o impotencia a nivel del ganchoso si hay fractura o pseudoartrosis.

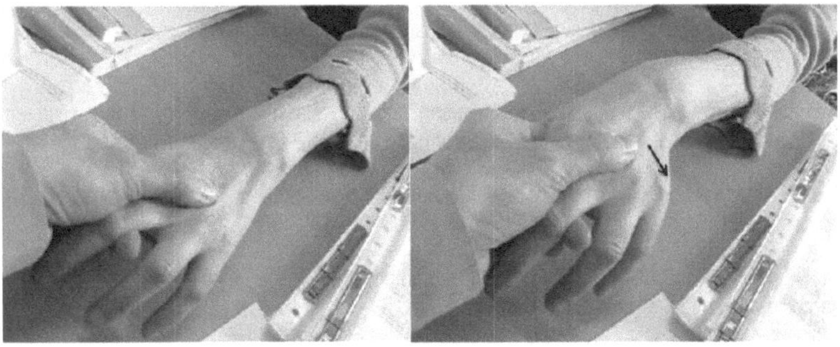

Figura 14. Maniobra de Litchman de la inestabilidad mediocarpiana. Se realiza imprimiendo un movimiento de desviación cubital de la muñeca y traslación palmar de la 2ª hilera del carpo.

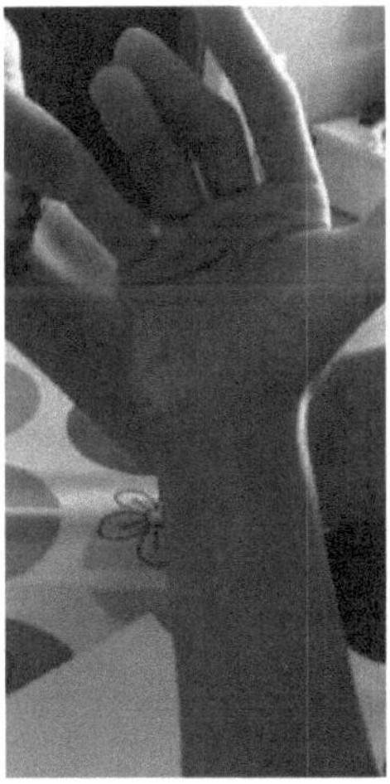

Figura 15. Maniobra de provocación de tracción del gancho del ganchoso.

Existen múltiples maniobras de exploración para esta región anatómica, que son altamente sensibles, pero poco específicas (LaStayo y Howell, 1995). Muchas veces es complicado el diagnóstico sólo con las maniobras, pero orientan bastante para el estudio complementario.

BIBLIOGRAFÍA.

Adams BD, Berger RA. An anatomic reconstruction of the radioulnar ligaments for posttraumatic distal radioulnar joint instability. J Hand Surg Am 2002; 27:243–51.

Beckenbaugh RD. Accurate evaluation and management of the painful wrist following injury. Orthop Clin North Am 1984; 15:289–306.

Berger RA, Dobyns JH. Physical examination and provocative maneuvers of the wrist. In: Gilula LA, Yin Y (eds) Imaging of the wrist and hand 1999. WB Saunders, Philadelphia.

Buck FM, Gheno R, Nico MA, et al. Ulnomeniscal homologue of the wrist: correlation of anatomic and MR imaging fi ndings. Radiology 2009; 253: 771–9.

Burkhart SS, Wood MB, Linscheid RL. Posttraumatic recurrent subluxation of the extensor carpi ulnaris tendon. J Hand Surg Am 1982; 7:1–3.

Christodoulou L, Bainbridge LC. Clinical diagnosis of triquetrolunate ligament injuries. J Hand Surg Br 1999; 24:598–600.

Cooney WP, Bishop AT, Linscheid RL. Physical examination of the wrist. In: Cooney WP, Dobyns JH, Linscheid RL (eds) The wrist: diagnosis and operative treatment 1997. Mosby, St. Louis.

Feinstein WK, Lichtman DM, Nobel PC, et al. Quantitative assessment of the midcarpal shift test. J Hand Surg Am 1999; 24:977–83.

Garcia-Elias M, Lluch AL, Ferreres A, et al. Transverse loaded prono-supination test. J Hand Surg Eur 2008; 33:765–67.

Garcia-Elias M, Lluch AL, Ferreres A, et al.Transverse loaded prono-supination test. J Hand Surg Eur 2008; 33:765–7.

Helal B. Racquet player's pisiform. Hand 1978; 10:87–90.

Hertling D, Kessler RM. Management of common musculoskeletal disorders: physical therapy principles and methods. 1990. JB Lippincott, Philadelphia.

Kleinman WB. Stability of the distal radioulnar joint: biomechanics, pathophysiology, physical diagnosis, and restoration of function; what we have learned in 25 years. J Hand Surg Am 2007; 32:1086–106.

LaStayo P, Weiss S. The GRIT: a quantitative measure of ulnar impaction syndrome. J Hand Ther 2001; 14:17379.

LaStayo PC, Howell J. Clinical provocative tests used in evaluating wrist pain: a descriptive study. J Hand Ther 1995; 8:10–7.

Lester B, Halbrecht J, Levy IM, et al. "Press test" for of fi ce diagnosis of triangular fi brocartilage complex tears of the wrist. Ann Plast Surg 1995; 35:41–524.

Lichtman DM, Schneider JR, Swafford AR, Mack GR. Ulnar midcarpal instability-clinical and laboratory analysis. J Hand Surg 1981; 6:515–23.

Linscheid RL, Dobyns JH. Athletic injuries of the wrist. Clin Orthop Relat Res 1985; 188:141–51.

Louis DS, Hankin FM, Greene TL, et al. Central carpal instability – capitate lunate instability pattern. Diagnosis by dynamic displacement. Orthopedics 1984; 7:1693–96.

Nakamura R, Horii E, Imaeda T, et al. The ulnocarpal stress test in the diagnosis of ulnar-sided wrist pain. J Hand Surg Br 1997; 22:719–23.

Reagan DS, Linscheid RL, Dobyns JH. Lunotriquetral sprains. J Hand Surg Am 1984; 9:502–14.

Ruland RT, Hogan CJ. The ECU synergy test: an aid to diagnose ECU tendonitis. J Hand Surg Am 2008; 33: 1777–82.

Schernberg F. Roentgenographic examination of the wrist: a systematic study of the normal, lax and injured wrist. J Hand Surg Br 1990; 15:210–28.

Shin AY, Deitch MA, Sachar K, et al. Ulnarsided wrist pain: diagnosis and treatment. Instr Course Lect 2005; 54:115–28.

Topper SM, Wood MB, Ruby LK. Ulnar styloid impaction syndrome. J Hand Surg Am 1997; 22:699–704.

Watson HK, Weinzweig J. Physical examination of the wrist. Hand Clin 1997; 13:17–34.

Wright TW, Moser MW, Sahajpal DT. Hook of the hamate pull test. J Hand Surg Am 2010; 35:1887–9.

Young D, Papp S, Giachino A. Physical examination of the wrist. Orthop Clin North Am 2007; 38:149–65.

Zancolli ER 3rd. Localized medial triquetralhamate instability: anatomy and operative reconstruction-augmentation. Hand Clin 2001; 17:83–96.

CAPÍTULO 5. ABORDAJES QUIRÚRGICOS A LA ARTICULACIÓN RADIO-CUBITAL DISTAL.

Hernández Cortés, P., Lambán Mascaray, N.

INTRODUCCIÓN.

Podemos acceder a la articulación Articulación Radio-Cubital Distal (ARCD) desde el dorso (Abordaje posterior o dorsoulnar), desde el aspecto volar (Abordaje anterior) o desde su borde cubital (Abordaje ulnar).

Para la mayoría de los procedimientos, el abordaje posterior es el más adecuado y popular. Este abordaje nos permite el acceso y la reinserción del complejo fibrocartílago triangular (CFCT) y los procedimientos de salvamento y artroplastias de la articulación. No obstante, debemos conocer bien las relaciones del abordaje anterior si queremos realizar una plastia de sustitución del CFCT en el que se reconstruyan los ligamentos radio cubitales dorsales y palmares, por ejemplo, en la técnica de Adams (2000). El abordaje Ulnar es menos utilizado en la actualidad, aunque puede ser útil para realizar una síntesis de la apófisis estiloides del cúbito, su resección o práctícar una plastia de estabilización del cúbito distal, por ejemplo como la que describieron Linscheid y Hui (1982).

Las principales estructuras en riesgo dependen del nervio cubital. En el abordaje posterior y ulnar, la rama sensitiva cutáneo dorsal del Nervio Cubital, cruza el campo de proximal y palmar a distal y dorsal. El descuido en la identificación de esta estructura y su protección durante la cirugía, puede propiciar su lesión y el desarrollo de un neuroma iatrogénico, muchas veces más doloroso e incapacitante que la patología que llevó al paciente a quirófano. La rama emerge como 3 Cm proximal a la cabeza del cúbito, bajo el tendón del *Flexor Carpi Ulnaris* y siguiendo el trayecto descrito, se distribuye en el área dorsoulnar de la región metacarpiana. A nivel de la incisión, puede estar dividida en al menos dos ramas y es un posible error, identificar sólo una de las dos como única estructura y dañar la otra por desconocimiento. En el abordaje anterior, es el tronco principal del Nervio Cubital, el que queda en riesgo como se comentará.

Algunos conceptos anatómicos que nunca debemos olvidar son: El tendón del músculo Cubital Posterior (*Extensor Carpi Ulnaris*, ECU) guarda una relación constante con la cabeza del cúbito, a la que queda solidario por una estructura conjuntiva independiente del retináculo extensor. Está siempre, sea cual sea el grado de prono-supinación del antebrazo, sobre la estiloides cubital (palmar en pronación y dorsal en supinación), y por tanto constituye una referencia valiosa para localizar la apófisis. No debe liberarse el ECU de su unión al cúbito por el riesgo de luxación.

El Extensor propio del quinto dedo (*Extensor Digiti Minimi*, EDM) queda en el 5º compartimento extensor sobre la cabeza del cúbito o la misma línea articular de la ARCD.

La cabeza del cúbito, siempre queda distal al borde distal del pronador cuadrado, en su aspecto palmar.

La cápsula articular de la ARCD mantiene una continuidad con el CFCT, de tal manera que cuando realizamos una artrotomía, corremos el riesgo de incidir esta estructura, por ello, la elevación de la cápsula debe hacerse mediante una disección con el bisturí tangencial a la cabeza del cúbito y no de forma perpendicular.

ABORDAJE POSTERIOR (DORSOULNAR).

La mayoría de los abordajes a la ARCD acceden por su aspecto dorsoulnar. Si bien existen numerosas variantes (Webhe, 1986; Tubiana y cols, 1990; Berger y Bishop, 1997; Bower´s, 1999; García-Elias y cols, 2003), las diferencias pocas veces son transcendentes y radican en la forma de trazar los colgajos del retináculo o cápsula, el tratamiento del tendón del cubital posterior o la mayor o menor agresión a la propiocepción, cuestión muy valorada en el momento actual (García-Elías y Hagert, 2010).

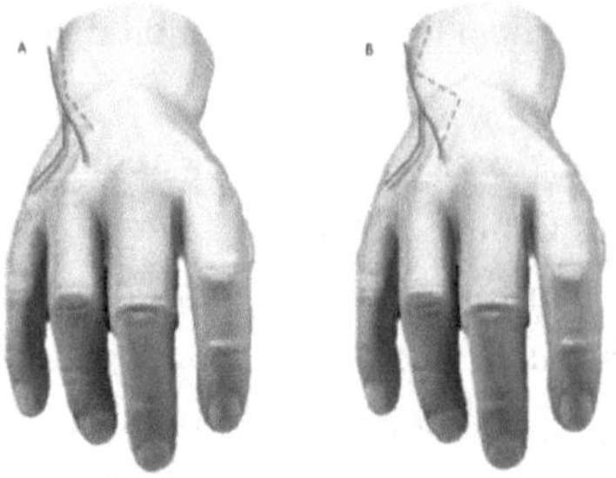

Figura 1. Ilustración de 2 incisiones habituales en el abordaje dorso-ulnar de la ARCD: A. Longitudinal. B. En "zig-zag".

El aspecto básico de esta monografía no nos permite entrar en prolíficas comparaciones entre las descripciones referenciadas y nos limitaremos a detallar paso a paso como realizamos nosotros este abordaje, cuyo fundamento y aprendizaje práctico proviene de la técnica que García-Elías y cols, describen en 2003.

La **Fig.1** ilustra las dos incisiones que he practicado con más frecuencia. La rama sensitiva dorsal del Nervio Cubital es bajo mi punto de vista el principal condicionante de la disección, así que cualquier trazado del abordaje debe intentar minimizar el riesgo de su lesión y por otra parte, permitir su visualización y protección. En este sentido, me siento cómodo con una incisión longitudinal que se curva distalmente hacia la línea media, huyendo de la citada rama nerviosa, o mejor, como describe el propio García Elías, con una incisión en "zig-zag", pues al elevar los colgajos cutáneos, expone un campo más amplio y es muy rara la necrosis de la piel, si los ángulos de la incisión no son muy agudos.

Lo primero que aconsejaría sería buscar por disección roma en el sentido oblícuo de su trayecto, la rama dorsal del Nervio Cubital. De nuevo insisto en que habitualmente a este nivel esta dividida en 2 ramas. La podemos encintar con un Vessel-loop y movilizarla a nuestra conveniencia, sin perderla nunca de vista. Protegida esta estructura, socavaremos la herida hasta el retináculo extensor y los colgajos cutáneos se elevarán desde este plano, con todo el grosor del tejido celular subcutáneo, en cuyo espesor discurren las venas del dorso. Es frecuente tener que coagular algunas pequeñas perforantes que comunican con el plano profundo.

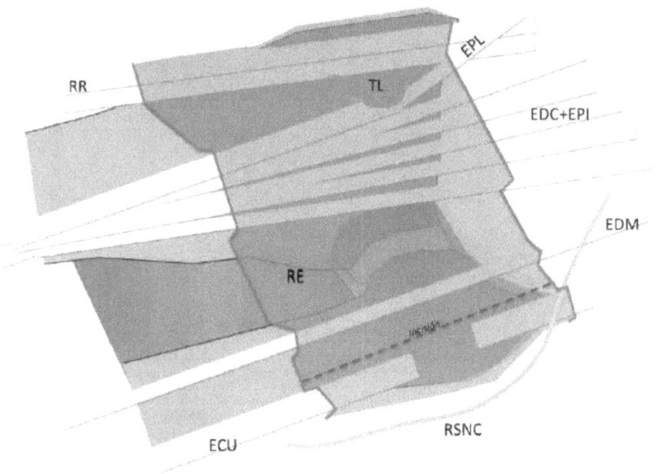

Figura 2. Representación del área interesada para el acceso dorso-ulnar a la articulación radio-cubital distal (ARCD). RR: Tendones de los músculos radiales. TL: Tubérculo de Lister. EPL: *Extensor Pollicis Longus*. EDC+EPI: Extensor Común de los Dedos y Propio del índice. RE: Retináculo Extensor. EDM: Extensor propio del 5º. ECU: Tendón del músculo Cubital Posterior (*Extensor Carpi Ulnaris*). RSNC: Rama Sensitiva Cutáneo Dorsal del Nervio Cubital. La incisión sobre el retináculo extensor se traza inmediatamente radial al tendón del ECU.

La **Fig.2** señala con una línea discontinua donde suelo emplazar la incisión en el Retináculo Extensor (RE). Habitualmente, divido el RE en el 6º compartimento, sobre el aspecto dorsoradial del ECU, sin liberar el tendón para evitar la luxación del mismo, y elevo el borde libre del retináculo en sentido radial (**Fig.3**) hasta el 5º, o incluso el 4º compartimento. El EDM puede lesionarse al seccionar el tabique vertical que separa 5º y 6º compartimento, y creo que es más seguro localizar al tendón distal al RE e introducir un bisturí del nº 15 horizontal sobre él a este nivel, con el filo orientado en sentido cubital. Con un movimiento de siega y tensando el borde libre del RE, se secciona el tabique vertical desde el 5º al 6º compartimento y el EDM queda expuesto sobre la cápsula ARCD con seguridad y queda definido un colgajo retinacular de base radial.

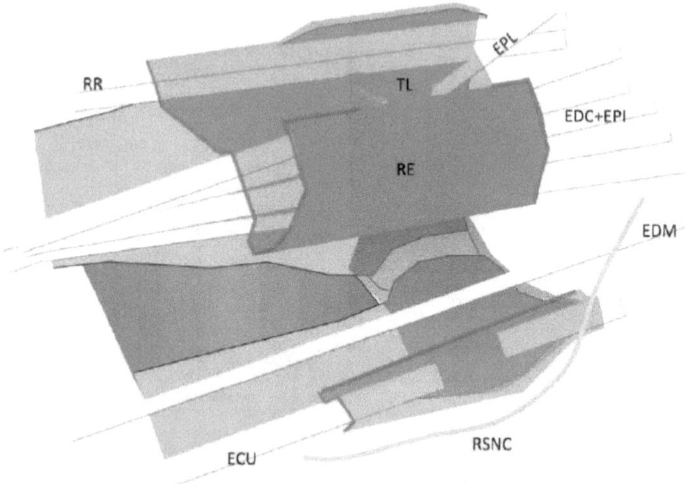

Figura 3. Representación del área interesada para el acceso dorso-ulnar a la ARCD. RR: Tendones de los músculos radiales. TL: Tubérculo de Lister. EPL: *Extensor Pollicis Longus*. EDC+EPI: Extensor Común de los Dedos y Propio del índice. RE: Retináculo Extensor. EDM: Extensor propio del 5º. ECU: Tendón del músculo Cubital Posterior (*Extensor Carpi Ulnaris*). RSNC: Rama Sensitiva Cutáneo Dorsal del Nervio Cubital. Se eleva el RE en sentido radial hasta el 5º, incluso 4º compartimento.

Ahora separamos el EDM en sentido radial (**Fig.4**) y la cápsula dorsal de la ARCD queda expedita.

Se divide en su inserción en el margen de la cavidad sigmoidea del radio, dejando un pequeño reborde de tejido para su posterior reparación, y se eleva el colgajo capsular de base cubital para exponer la cabeza del cúbito (**Fig. 5**). La rama proximal de la incisión capsular debe dirigirse al cuello del cúbito, y la distal, a la prominencia dorsal del hueso piramidal del carpo. En el aspecto proximal de la disección, no hay más problemas que la hemostasia de algún pequeño vaso y el cuidado de no "rayar" el cartílago de la cabeza cubital con el bisturí. Sin embargo, en la parte distal, la cápsula está unida al CFCT y el ligamento radio-cubital dorsal, y un corte perpendicular lesionará esta estructura. De nuevo, la separación de la cápsula del CFCT debe realizarse mediante disección cortante horizontal o tangencial. La exéresis de la sinovial del receso ulnocarpal definirá el CFCT y la porción proximal del piramidal.

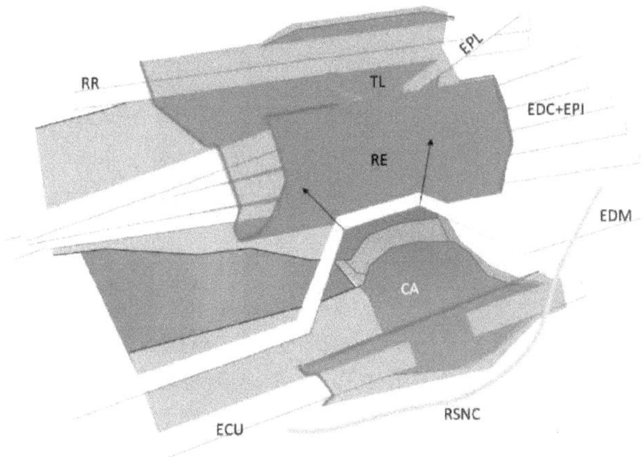

Figura 4. Representación del área interesada para el acceso dorso-ulnar a la ARCD. RR: Tendones de los músculos radiales. TL: Tubérculo de Lister. EPL: *Extensor Pollicis Longus*. EDC+EPI: Extensor Común de los Dedos y Propio del índice. RE: Retináculo Extensor. EDM: Extensor propio del 5º. ECU: Tendón del músculo Cubital Posterior (*Extensor Carpi Ulnaris*). RSNC: Rama Sensitiva Cutáneo Dorsal del Nervio Cubital. Se separa el EDM en sentido radial y se presenta la cápsula dorsal de la ARCD.

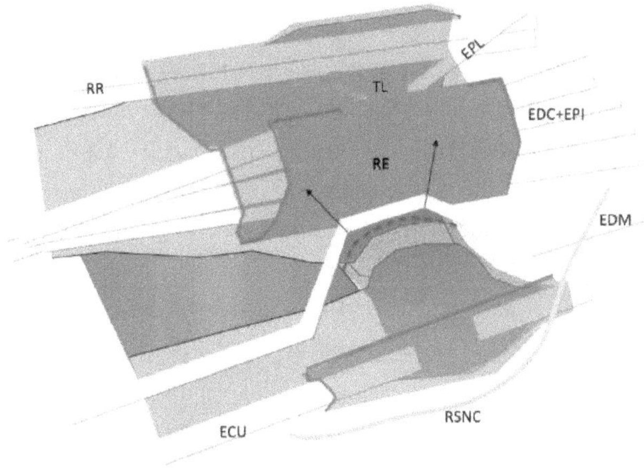

Figura 5. Representación del área interesada para el acceso dorso-ulnar a la ARCD. RR: Tendones de los músculos radiales. TL: Tubérculo de Lister. EPL: *Extensor Pollicis Longus*. EDC+EPI: Extensor Común de los Dedos y Propio del índice. RE: Retináculo Extensor. EDM:

Extensor propio del 5º. ECU: Tendón del músculo Cubital Posterior (*Extensor Carpi Ulnaris*). RSNC: Rama Sensitiva Cutáneo Dorsal del Nervio Cubital. La incisión sobre la cápsula se traza en el margen radial.

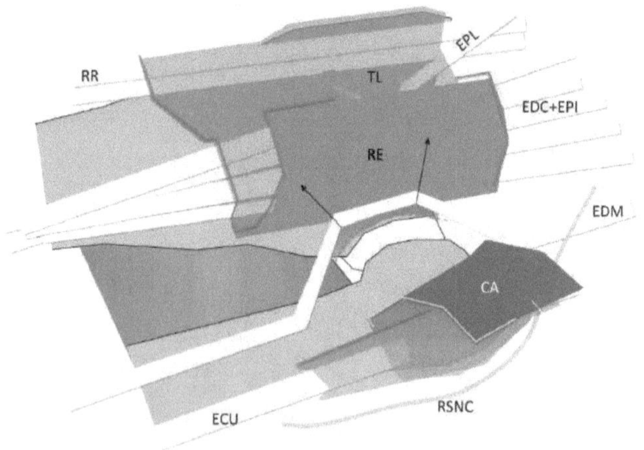

Figura 6. Representación del área interesada para el acceso dorso-ulnar a la ARCD. RR: Tendones de los músculos radiales. TL: Tubérculo de Lister. EPL: *Extensor Pollicis Longus*. EDC+EPI: Extensor Común de los Dedos y Propio del índice. RE: Retináculo Extensor. EDM: Extensor propio del 5º. ECU: Tendón del músculo Cubital Posterior (*Extensor Carpi Ulnaris*). RSNC: Rama Sensitiva Cutáneo Dorsal del Nervio Cubital. Se eleva un colgajo capsular de base cubital.

García Elías localiza la incisión en el RE en el 5º compartimento (**Fig. 7**) y aunque se procede del mismo modo, ahora por razones obvias el colgajo retinacular es de base cubital (**Fig. 8**). La incisión capsular y la disección ulterior es exactamente la previamente descrita (**Fig. 9** y **10**).

La **Figura 11** corresponde a una fotografía intraoperatoria y muestra el campo que expone un abordaje dorsoulnar como el que proponemos.

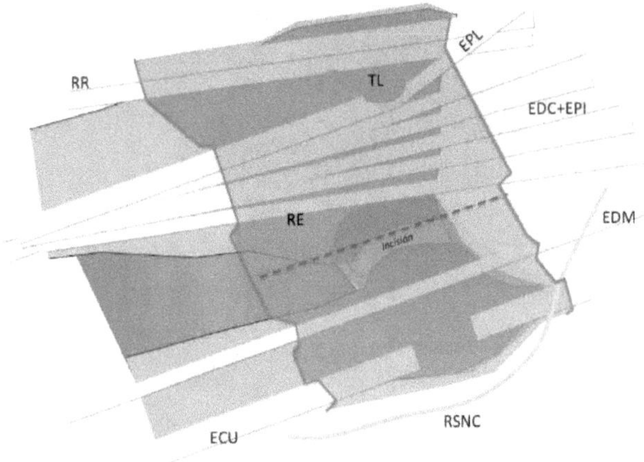

Figura 7. Representación del área interesada para el acceso dorso-ulnar a la ARCD. RR: Tendones de los músculos radiales. TL: Tubérculo de Lister. EPL: *Extensor Pollicis Longus*. EDC+EPI: Extensor Común de los Dedos y Propio del índice. RE: Retináculo Extensor. EDM: Extensor propio del 5º. ECU: Tendón del músculo Cubital Posterior (*Extensor Carpi Ulnaris*). RSNC: Rama Sensitiva Cutáneo Dorsal del Nervio Cubital. Incisión alternativa sobre el 5º compartimento extensor.

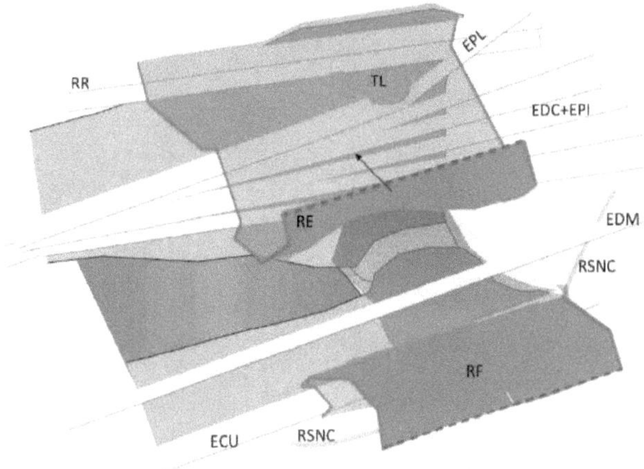

Figura 8. Representación del área interesada para el acceso dorso-ulnar a la ARCD. RR: Tendones de los músculos radiales. TL: Tubérculo de Lister. EPL: *Extensor Pollicis Longus*. EDC+EPI: Extensor Común de los Dedos y Propio del índice. RE: Retináculo Extensor. EDM: Extensor propio del 5º. ECU: Tendón del músculo Cubital Posterior (*Extensor Carpi Ulnaris*). RSNC: Rama Sensitiva Cutáneo Dorsal del Nervio Cubital. El colgajo retinacular es de base cubital.

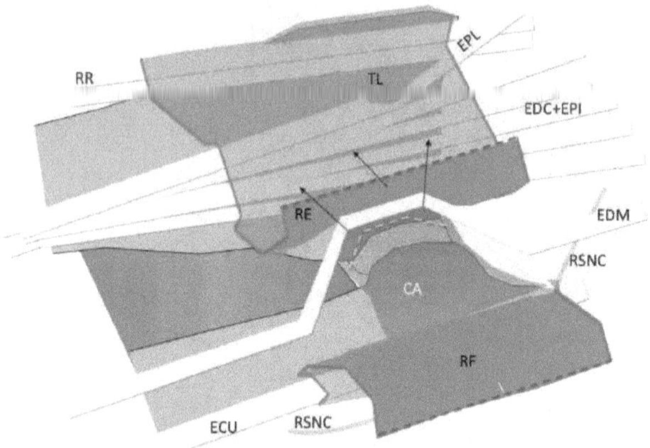

Figura 9. Representación del área interesada para el acceso dorso-ulnar a la ARCD. RR: Tendones de los músculos radiales. TL: Tubérculo de Lister. EPL: *Extensor Pollicis Longus*. EDC+EPI: Extensor Común de los Dedos y Propio del índice. RE: Retináculo Extensor. EDM: Extensor propio del 5º. ECU: Tendón del músculo Cubital Posterior (*Extensor Carpi Ulnaris*). RSNC: Rama Sensitiva Cutáneo Dorsal del Nervio Cubital. La incisión sobre la cápsula se traza en el margen radial.

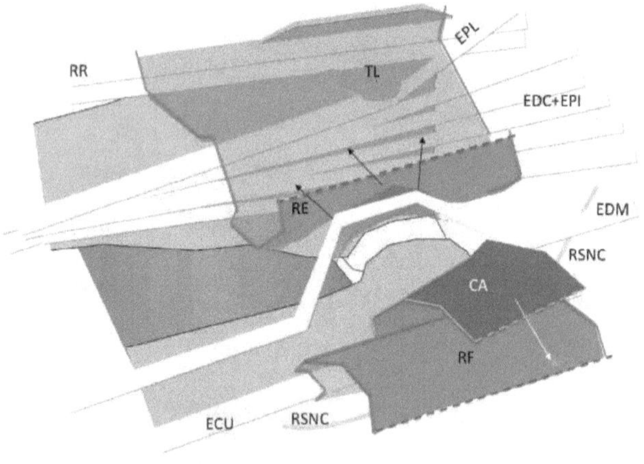

Figura 10. Representación del área interesada para el acceso dorso-ulnar a la ARCD. RR: Tendones de los músculos radiales. TL: Tubérculo de Lister. EPL: *Extensor Pollicis Longus*. EDC+EPI: Extensor Común de los Dedos y Propio del índice. RE: Retináculo Extensor. EDM: Extensor propio del 5º. ECU: Tendón del músculo Cubital Posterior (*Extensor Carpi Ulnaris*). RSNC: Rama Sensitiva Cutáneo Dorsal del Nervio Cubital. Se eleva un colgajo capsular de base cubital.

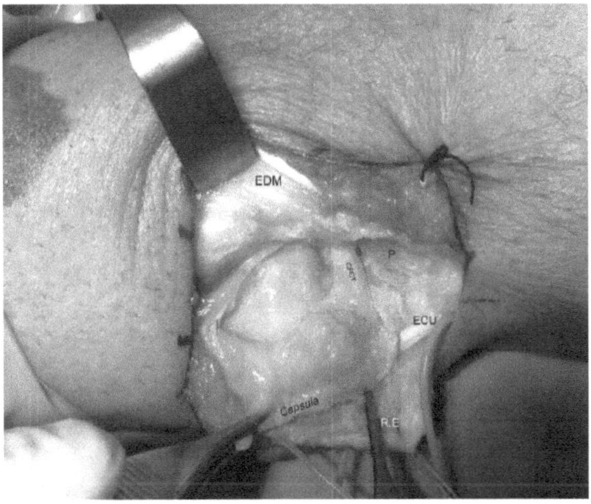

Figura 11. Imagen intraoperatoria de un abordaje dorsoulnar. RE: Retináculo Extensor. EDM: Extensor propio del 5º. ECU: Tendón del músculo Cubital Posterior (*Extensor Carpi Ulnaris*). CFCT: Complejo Fibrocartílago Triangular. P: Piramidal.

ABORDAJE ANTERIOR.

La primera descripción de un abordaje volar corresponde a Kleinman y Graham (1998) con la indicación de realizar capsulotomías para el tratamiento de la rigidez postraumática de la supinación. Moritomo, en 2009, propuso el abordaje palmar para la reinserción foveal del CFCT cuando la inserción en la estiloides estaba conservada. Para García Elías y Hagert (2010), el abordaje anterior no sólo proporciona una exposición excelente a la ARCD, sino que tiene el valor añadido de ser el más respetuoso con la inervación de la misma. Hay una zona segura entre la estiloides cubital y el ligamento ulnopiramidal, libre de inervación sensitiva a través de la cual se puede acceder sin interferir con la propiocepción de la articulación. En mi experiencia particular, este abordaje lo realizo para la capsulotomía anterior en la rigidez en supinación y como acceso complementario en las plastias del CFCT.

Habitualmente, trazo una incisión longitudinal, proximal al pliegue distal de la muñeca, entre el relieve del tendón del músculo cubital anterior (*Flexor Carpi Ulnaris*, FCU) y el de los tendones flexores de los dedos. La división de la piel se sigue de la socavación del tejido celular subcutáneo y la apertura longitudinal de la fascia antebraquial (**Fig. 12**).

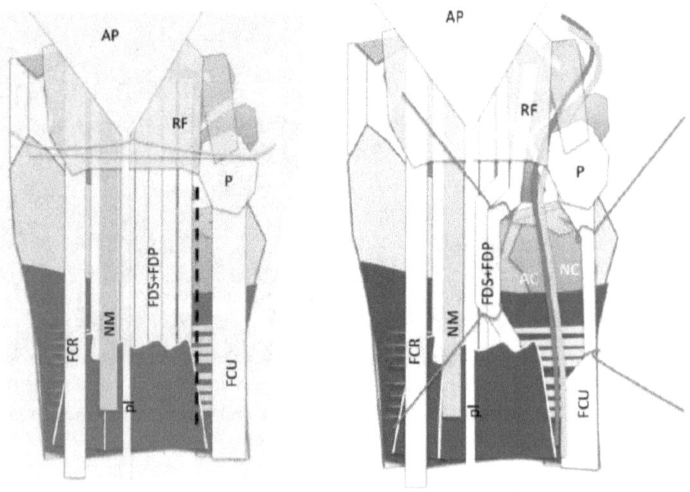

Figura 12. Abordaje anterior o palmar de la ARCD. Imagen de la izquierda muestra el emplazamiento de la incisión cutánea. La imagen de la derecha, la disección entre el músculo cubital anterior y los flexores de los dedos, en cuyo intervalo se localiza el paquete neurovascular cubital. AP: Aponeurosis Palmar. RF: Retináculo flexor. FCR: *Flexor Carpi Radialis* o Palmar Mayor. NM: Nervio Mediano. Pl: *Palmaris Longus* o Palmar Menor. FDS+FDP: Flexor Superficial y Profundo de los dedos. P: Piramidal. FCU: *Flexor Carpi Ulnaris* o Cubital Anterior.

Ahora, proseguiremos con disección roma entre el FCU y los flexores de los dedos para identificar y proteger el tronco principal del Nervio cubital, la arteria y venas acompañantes (PVNC: pedículo vasculo-nervioso cubital. El nervio siempre queda periférico). EL PVNC puede separarse con los flexores de los dedos, como se muestra en la **Figura 13**, o más comúnmente, con el FCU en sentido cubital, para exponer la fascia que cubre al músculo Pronador Cuadrado (PQ). Distal a este músculo está la cara palmar de la cápsula ARCD y ulnocarpal (**Fig. 13**), que puede ser incidida, como se describió en el abordaje dorsoulnar (**Fig. 14**), y exponer la cabeza del cúbito, la ARCD y distalmente, la porción volar del CFCT. La **Figura 15** muestra las relaciones anatómicas comentadas.

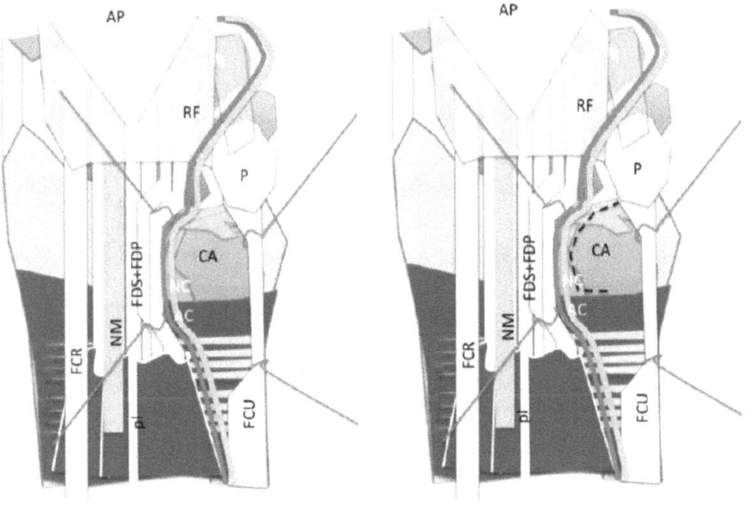

Figura 13. Abordaje anterior o palmar de la ARCD. Imagen de la izquierda muestra la cápsula articular palmar, inmediatamente distal al borde del pronador cuadrado. Imagen de la derecha, señala el trazo de la incisión capsular. AP: Aponeurosis Palmar. RF: Retináculo flexor. FCR: *Flexor Carpi Radialis* o Palmar Mayor. NM: Nervio Mediano. Pl: *Palmaris Longus* o Palmar Menor. FDS+FDP: Flexor Superficial y Profundo de los dedos. P: Piramidal. FCU: *Flexor Carpi Ulnaris* o Cubital Anterior.

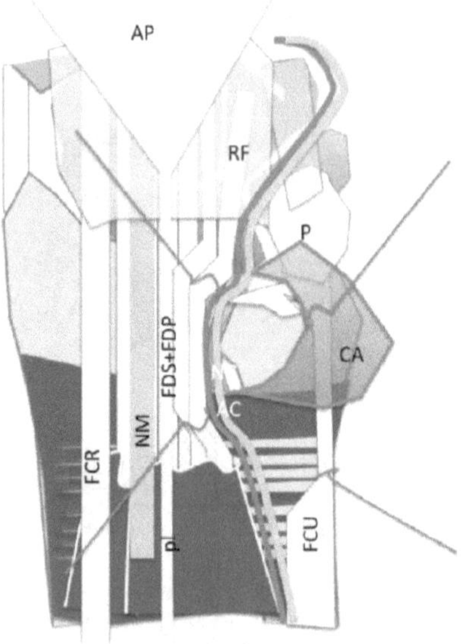

Figura 14. Abordaje anterior o palmar de la ARCD. Representación de la capsulotomía. AP: Aponeurosis Palmar. RF: Retináculo flexor. FCR: *Flexor Carpi Radialis* o Palmar Mayor. NM: Nervio Mediano. Pl: *Palmaris Longus* o Palmar Menor. FDS+FDP: Flexor Superficial y Profundo de los dedos. P: Piramidal. FCU: *Flexor Carpi Ulnaris* o Cubital Anterior.

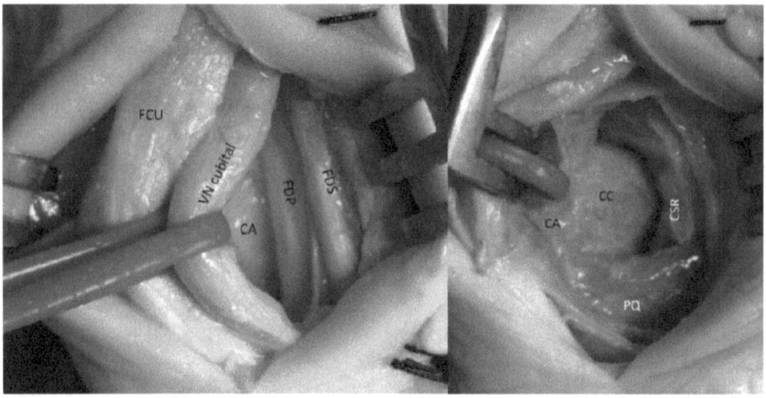

Figura 15. Abordaje anterior o palmar de la ARCD. Imagen anatómica. FCU: *Flexor Carpi Ulnaris* o Cubital Anterior. VN cubital: Pedículo vásculo-nervioso cubital. CA: Cápsula articular. FDP: Flexor profundo de los dedos. FDS: Flexor Superficial de los dedos. PQ: Pronador Cuadrado. CC: Cabeza del cúbito. CSR: Cavidad Sigmoidea del Radio.

ABORDAJE ULNAR.

Se emplea muy pocas veces porque no permite el acceso a la articulación, ni el espacio ulno-carpal (ocultos por la apófisis estiloides y tendón del ECU) y pone en riesgo las ramas sensitivas dorsales del N. Cubital (RSNC), a las que ya hemos hecho referencia y que se esquematizan en la Fig. 11. Después de la incisión, longitudinal o en zig-zag de la piel, la disección del tejido celular subcutáneo debe ser roma hasta identificar la RSNC, que a este nivel se han dividido en 2 ó 3 ramas y que dan algunos ramúsculos que penetran entre las fibras transversas del retináculo extensor. El retináculo extensor se secciona longitudinalmente, respetando esta inervación y la estiloides puede exponerse bajo el tendón del ECU.

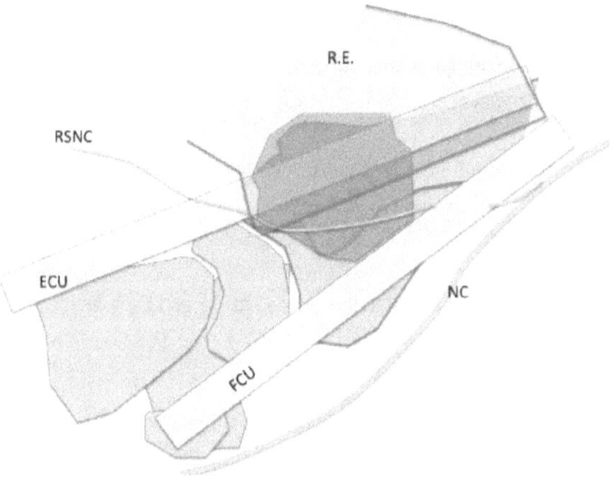

Figura 11. Representación del área interesada para el acceso dorso-ulnar a la cabeza del cúbito. RE: Retináculo Extensor. ECU: Tendón del músculo Cubital Posterior (*Extensor Carpi Ulnaris*). RSNC: Rama Sensitiva Cutáneo Dorsal del Nervio Cubital. FCU: *Flexor Carpi Ulnaris* o Cubital Anterior. NC: Tronco principal del Nervio cubital.

BIBLIOGRAFÍA.

Adams BD. Anatomic Reconstruction of the Distal Radioulnar Ligaments for DRUJ Instability. Tech Hand Up Extrem Surg. 2000 Sep; 4(3):154-60.

Berger RA, Bishop AT. A fiber-splitting capsulotomy technique for dorsal exposure of the wrist. Tech Hand Up Extrem Surg 1997;1(1):2-10.

Bowers MW. The distal radioulnar joint. In: Green DP, Hotchkiss RN, Pedersen WC, Eds. Green´s Operative Hand Surgery. Philadelphia: Churchill Livingstone; 1999.p 986-1032.

García-Elias M, Smith DE, Llusa M. Surgical approach to the triangular fibrocartilage complex. Tech Hand Up Extrem Surg 2003; 7(4): 134-40.

García-Elías M, Hagert E. Surgical Approaches to the Distal Radioulnar Joint. Hand Clinics 2010; 26 (4): 477-483.

Hui FC, Linscheid RL. Ulnotriquetral augmentation tenodesis: a reconstructive procedure for dorsal subluxation of the distal radioulnar joint. J Hand Surg Am. 1982 May; 7(3): 230-6.

Kleinman WB, Graham TJ. The distal radioulnar joint capsule: clinical anatomy and role in posttraumatic limitation of forearm rotation. J Hand Surg Am 1998; 23(4): 588-99.

Moritomo H. Advantages of open repair of a foveal tear of the triangular fibrocartilage complex via a palmar surgical approach. Tech Hand Up Extrem Surg 2009; 13 (4): 176-81.

Tubiana R, Mc Cullough CJ, Masquelet AC. Wrist: Extensor aspect and carpus. In: Tubiana R, Mc Cullough CJ, Masquelet AC, Eds. An Atlas of surgical exposures of the upper extremity. London: Martin Dunitz; 1990. P 230-2.

Webhe MA. Surgical approach to the ulnar wrist. J Hand Surg Am 1986; 11(4): 509-12.

CAPÍTULO 6. LESIONES TRAUMÁTICAS DE LA ARTICULACION RADIOCUBITAL DISTAL.

Pedro Hernández Cortés y Pedro Hernández Peregrina.

INTRODUCCIÓN.

Las lesiones agudas de la Articulación Radio-Cubital Distal (ARCD) son una entidad trascendente. Aunque de forma aislada es rara (Mikic, 1995), en combinación con otras lesiones de la muñeca y el antebrazo es más frecuente (Carlsen y cols, 2010). Por ejemplo, se estima que la ARCD está afectada en el 60% de las fracturas de antebrazo (Mikic, 1975). Cualquier fractura de radio distal con un acortamiento de más de 7 mm, se asocia a rotura de los ligamentos radio-ulnares del Complejo Fibrocartílago Triangular (CFCT) [Adams, 1993] .
Las luxaciones ARCD pasan desapercibidas frecuentemente y su falta de atención puede conducir a inestabilidad crónica y artrosis postraumática, eventualmente subsidiarias de tratamientos más agresivos y complejos (Mulford y Axelrod, 2007).
Las inestabilidades traumáticas agudas pueden clasificarse en simples y complejas, adquiriendo esta segunda categoría las luxaciones irreductibles o que se siguen de una gran inestabilidad.

Estamos obligados a mantener un alto índice de sospecha de estas lesiones en cualquier traumatismo de muñeca y antebrazo, y adquirir ideas básicas de su tratamiento, para evitar la progresión hacia lesiones crónicas.

CLASIFICACIÓN.

Históricamente se han propuesto numerosas clasificaciones: Veseley, 1967, Palmer 1984, Bowers 1991, Nathan y Schneider 1991 y Fernandez, 1996, etc.
En las luxaciones de la ARCD tanto los tejidos blandos palmares, como dorsales y el CFCT se ven lesionados, por ello, debemos recordar la clasificación de Palmer (1989) de sus lesiones traumáticas (clase 1)

[Fig.1]: 1.A. Perforación central, 1.B. Avulsión cubital (con o sin fractura de cúbito distal), 1.C. Avulsión distal (ligamentos ulnocarpales) y 1.D. Avulsión radial (con o sin fractura de la cavidad sigmoidea).

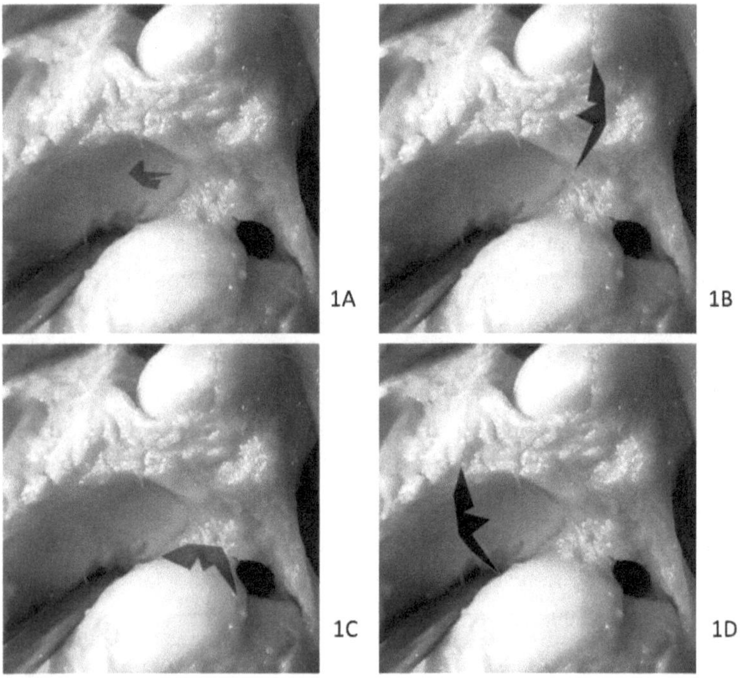

Figura 1. Representación de las lesiones traumáticas (Clase 1) del CFCT descritas por Palmer. Palmer AK. Triangular fibrocartilage complex lesions: A classification. J Hand Surg Am 1989; 14:594-606.

La clasificación de Atzei/Luchetti, adoptada por la EWAS (European Wrist Arthroscopy Society) [Atzei, 2009 y Atzei y cols, 2015] está basada en los hallazgos clínicos, radiográficos y artroscópicos de las lesiones periféricas del CFCT (o lesiones de tipo IB de Palmer). Define seis clases de lesión y adjunta una guía de tratamientos recomendados para cada una de ellas (véase capítulo 6: Lesiones del CFCT).

Las lesiones agudas de la articulación ARCD pueden ser clasificadas en (Fig. 2) **estables** (roturas 1.A. y 1.D.), **parcialmente estables** (Roturas

1.B., 1.C., o subluxaciones del tendón del *Extensor Carpi Ulnaris* (ECU) o cubital posterior) e **inestables** (luxaciones, que conllevan una lesión masiva de los estabilizadores de partes blandas). Es el radio el que se disloca de su posición anatómica normal, sin embargo, por el aspecto clínico y radiográfico, las luxaciones se denominan en función de la posición relativa en la que queda la porción distal del cúbito. La dirección de la luxación puede ser palmar o dorsal. Las dorsales son mucho más frecuentes que las palmares.

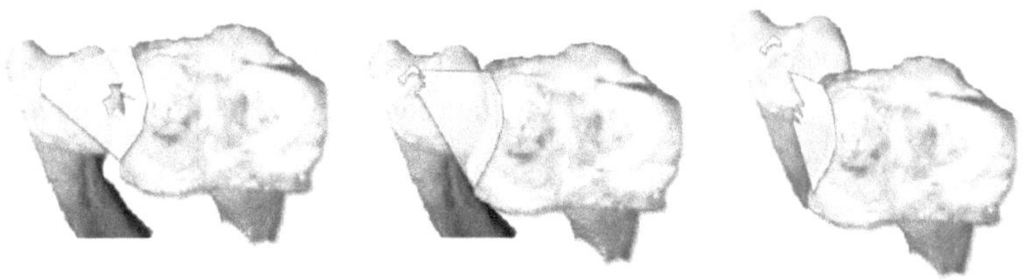

Figura 2. Clasificación de las Lesiones agudas de la ARCD en función del desplazamiento y la afectación de los estabilizadores de partes blandas.

Las luxaciones se pueden clasificar en simples y complejas (Carlsen y cols, 2010). Simples serán cuando se reducen espontáneamente o tras una mínima manipulación cuando se reduce y fija la fractura asociada. Por el contrario, la compleja es irreductible o reductible de forma incompleta por interposición de partes blandas o hueso. Se han descrito numerosas estructuras que pueden interponerse: tendones como ECU, *Extensor Digiti Minimi* (EDM), *Extensor Digitorum Comunis* (EDC), *Flexor Pollicis Longus* (FPL), CFCT o incluso el Nervio Mediano o Nervio Cubital (Jenkins y cols, 1987). Sin duda, la estructura que con más frecuencia se interpone es el tendón del ECU (Cetti, 1977).

La luxación puede ser aislada o más frecuentemente, asociada a otras lesiones óseas como fracturas de radio distal (con o sin fractura de estiloides cubital, y con o sin participación de la cavidad sigmoidea del radio), lesiones de Essex-Lopresti, fracturas dobles de antebrazo y

Fractura-Luxación de Galeazzi. Las fracturas de estiloides cubital son un marcador potencial de patología del CFCT e inestabilidad ARCD, pero su tratamiento es controvertido.

El mecanismo de lesión de las luxaciones dorsales es una caída con la mano en extensión e hiperpronación del antebrazo. Se rompe la cápsula dorsal y de forma parcial o completa el CFCT. Menos frecuentes son las luxaciones palmares, que requieren un stress en supinación (Buterbaugh y Palmer, 1988).

DIAGNÓSTICO.

Clínico. El diagnóstico comienza con un alto índice de sospecha y quizás, con la recogida del mecanismo de lesión en la anamnesis.

Las lesiones estables deben sospecharse por la inflamación en la vecindad del CFCT, la compresión de cúbito y radio y el dolor al final del arco de pronación o supinación.

En las lesiones parcialmente estables, puede ser positivo el signo de la "tecla de piano", que se puede observar al levantarse con apoyo de las muñecas sobre una mesa o al deprimir la cabeza del cúbito con el antebrazo en pronación.

La luxación más frecuente es la dorsal y de forma característica se presenta con el antebrazo bloqueado en pronación y una prominencia de la cabeza del cúbito en el dorso de la muñeca (Fig. 3). Las luxaciones palmares, de forma contraria, presentan un bloqueo del antebrazo en supinación y un hundimiento de la cabeza del cúbito (CC) [Fig. 4]. La cabeza del cúbito habitualmente no se hace prominente en el aspecto palmar de la muñeca por las partes blandas que la cubren, aunque si puede aparecer un "hueco" en el dorso de la muñeca que orienta al desplazamiento. La muñeca puede parecer más estrecha por la convergencia que determina el pronador cuadrado (Bruckner y cols, 1996).

La luxación compleja debe sospecharse cuando fracasa la reducción cerrada, incluso después de la reducción abierta y fijación de la fractura del radio. En este caso, la interposición de partes blandas bloquea dicha reducción y puede percibirse una sensación de tope elástico (Bruckner y cols, 1992). No debe forzarse la reducción. Es indicación de reducción abierta para retirada de la estructura interpuesta y reparación del CFCT.

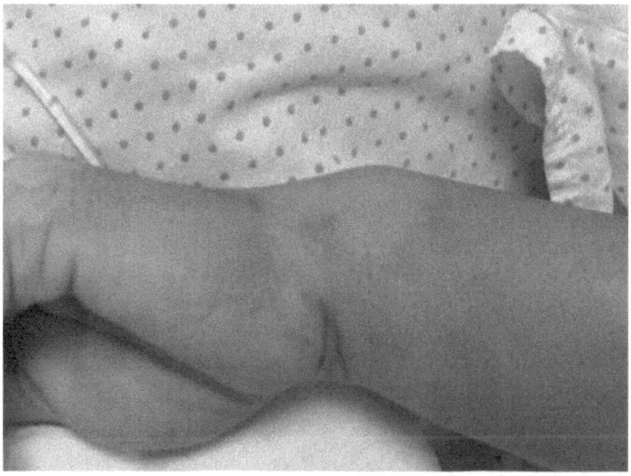

Figura 3. Luxación Radio-Cubital Distal Posterior o Dorsal. El extremo distal del cúbito hace prominencia bajo la piel dorsal de la muñeca, que adquiere un aspecto de "bayoneta".

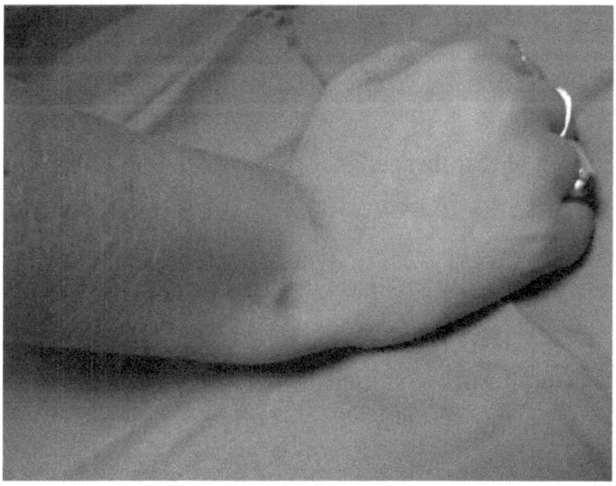

Figura 4. Luxación Radio-Cubital Distal Anterior o Palmar. El extremo distal del cúbito hace prominencia en la cara palmar de la muñeca bajo el tendón del músculo cubital posterior, cuyo relieve define el "vacío" de la cabeza del cúbito.

Las lesiones inestables tras la reducción se evidencian por un test de traslación radio-cubital, que en situaciones agudas requiere muchas veces explorarse bajo anestesia (Fig. 5).

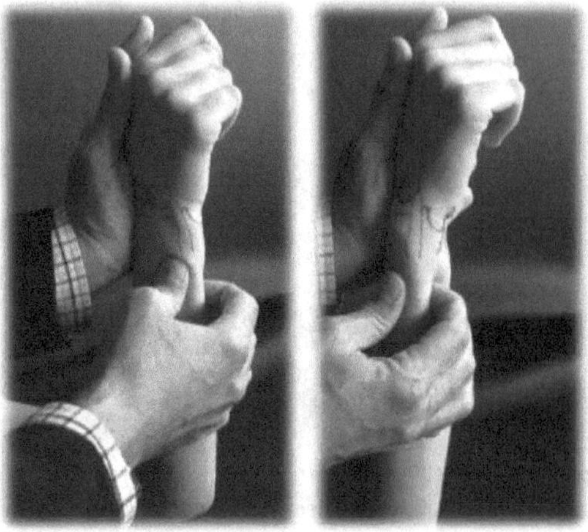

Figura 5. Test de traslación Radio-Ulnar en Pronosupinación intermedia. La mano izquierda del explorador bloquea el radio y el carpo, mientras la derecha intenta desplazar el cúbito hacia palmar y dorsal. La traslación cúbito es un estimador de inestabilidad y ha de compararse siempre con la muñeca contralateral.

Ha de realizarse con el antebrazo en pronación, supinación y prono-supinación intermedia, en comparación con la muñeca contralateral, supuestamente sana.

Pruebas Complementarias.

Las Rx deben realizarse en al menos dos proyecciones ortogonales e incluir antebrazo y codo, por posibles lesiones asociadas. Los signos radiográficos de inestabilidad ARCD son (Yang y cols, 1997):

1. Luxación clara en una proyección lateral "pura"[1] (Fig.6).
2. Fr de la estiloides cubital (Fig. 7).

[1] Para considerar una proyección lateral o perfil de muñeca como adecuada, correctamente realizada, debe visualizarse la superficie palmar del pisiforme a mitad de camino entre el polo distal del escafoides y la superficie palmar del hueso Grande, y los 4 metacarpianos superpuestos. Solo así podremos asumir una pérdida de relación radio-cubital distal en el plano lateral.

3. Ensanchamiento (dorsal) o superposición (palmar) de cúbito y radio en proyección antero-posterior (AP) [Fig. 7].
4. Discrepancia de longitud radio-ulnar superior a 5 mm (Fig. 7).

Las radiografías de la muñeca contralateral comparativas son útiles, pues los hallazgos simétricos, rara vez son postraumáticos.

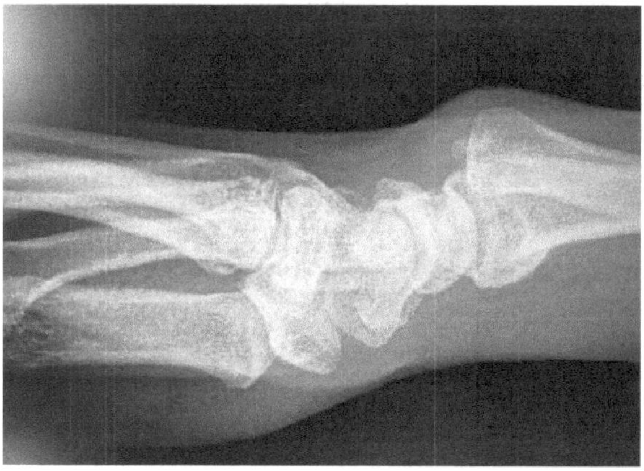

Figura 6. Proyección lateral pura de muñeca, donde se observa posición dorsal relativa del cúbito respecto al radio. Para considerar adecuada la proyección debe observarse el pisiforme (línea punteada) a mitad de camino del Hueso grande y el polo distal del Escafoides. Los metacarpianos han de estar superpuestos.

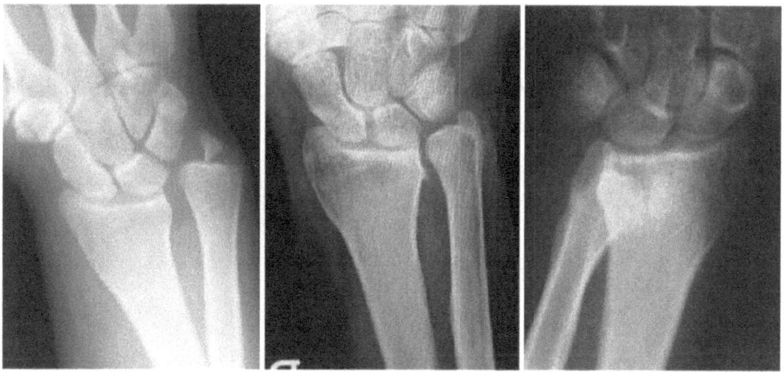

Figura 7. Signos radiográficos de lesión de la ARCD. En la imagen de la izquierda, discrepancia de longitud radio-cubital de más de 5 mm y fractura de la apófisis estiloides cubital. Imagen central muestra ensanchamiento de la línea articular. Imagen de la derecha

evidencia solapamiento del contorno de la CC con el radio, sugerente de luxación palmar de la ARCD.

El TAC de las dos muñecas en posiciones de pronación supinación y prono-supinación intermedia es útil para definir sobre todo los desplazamientos y posibles impactaciones óseas (Fig. 8), así como control de la congruencia postreducción (Mino y cols, 1985).

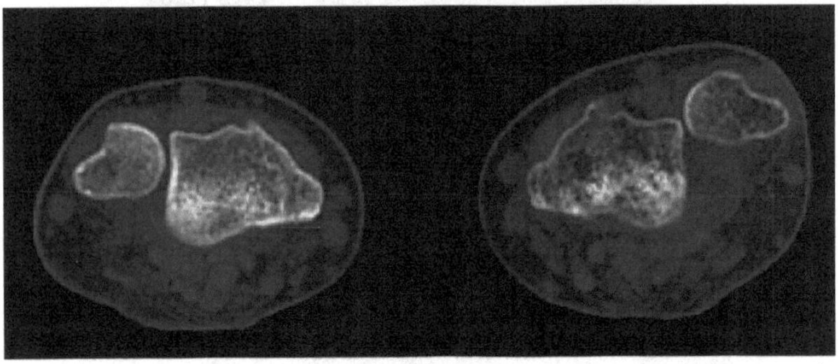

Figura 8. Luxación Radio-Cubital Distal dorsal. TAC de muñeca bilateral para comparar con la muñeca sana.

La Resonancia magnética (RNM) es la prueba más utilizada para el diagnóstico de las roturas del CFCT. Sin embargo, su valor predictivo es relativamente bajo y no muy diferente a la exploración física simple (signo de la fóvea). Publicaciones recientes reportan una tasa de sensibilidad del 76% y especificidad del 44%. La inyección de contraste intraarticular (artro-RNM), la RNM de alta resolución (3 Teslas) o la RNM con la aplicación de tracción, parecen mejorar la eficacia de la prueba en el análisis del CFCT (Fig. 9) [Smith y cols, 2012].

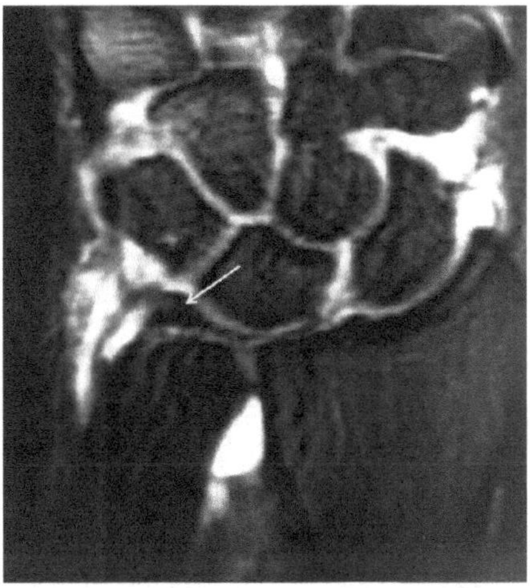

Figura 9. Artro-RNM de muñeca. El contraste dibuja en negativo el CFCT (flecha blanca).

TRATAMIENTO.

El tratamiento de una luxación aislada sin fractura comienza con una reducción cerrada.

En las *Luxaciones dorsales*, generalmente con anestesia local: Tracción suave, presión dorsal sobre la cabeza del cúbito y supinación. Tras la reducción se evalúa la inestabilidad. Típicamente, la reducción es más estable en supinación (Carlsen y cols, 2010).

Para las *Luxaciones palmares*, se necesita anestesia general o al menos, sedación. Se realiza distracción entre cúbito y radio para vencer el efecto del pronador cuadrado, presión de la cabeza del cúbito de palmar a dorsal y pronación.

Si se consigue una reducción estable, el tratamiento cerrado es habitualmente eficiente, dada la capacidad de cicatrización de la porción ulnar del CFCT (Bernard y cols, 1991).

No obstante, muchas de las luxaciones palmares, por otra parte bastante raras, necesitan reducción quirúrgica abierta, incluso procedimientos paliativos (resección del cúbito distal) por los frecuentes daños condrales, que se producen de forma análoga a la lesión de Hill Sachs en la luxación de hombro (Fig. 10). Mulford y cols, 2007, en una revisión de la literatura, encontraron sólo 23 casos publicados desde

1960. De ellos, 15 pasaron sin diagnosticar en fase aguda y sólo 1 pudo ser tratado mediante una reducción cerrada. Los autores recomiendan realizar un TAC para descartar fracturas por impactación y luxaciones bloqueadas, porque en estos casos, la reducción abierta es obligatoria. De las 15 luxaciones volares en fase crónica, 5 hubieron de ser tratados mediante resección de Darrach, 3 mediante procedimiento de Sauvé-Kapandji y 1 mediante una hemiresección de Bowers.

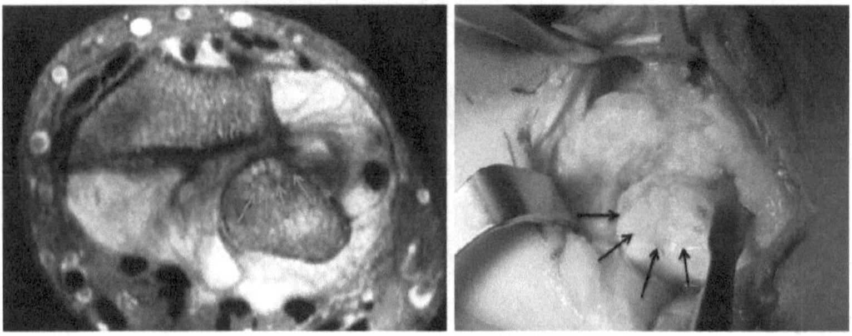

Figura 10. RNM de muñeca e imagen intraoperatoria de luxación RCD palmar. En la imagen de la izquierda se observa el edema óseo en la cabeza del cúbito y en la derecha, las flechas señalan las lesiones condrales.

Independientemente del tipo de lesión, las opciones de tratamiento en función de la situación clínica son:

Las *luxaciones estables tras la reducción*: Inmovilización en férula o yeso braquiopalmar durante 4 a 6 semanas en la posición de estabilidad (supinación en las lesiones dorsales y pronación en las palmares), aunque en la actualidad, hay una tendencia a colocar la inmovilización en pronosupinación intermedia, pues sabemos que es la posición en la que están en su longitud natural los ligamentos radioulnares palmares y dorsales, superficiales y profundos y además, favorece la recuperación funcional al retirar la inmovilización.

Las *luxaciones inestables tras la reducción*: Se debe optar por Transfixiar cúbito y radio con 2 agujas de Kirschner (AK) por encima de la ARCD en posición de estabilidad o reparar las estructuras responsables de la inestabilidad (Ej: osteosíntesis de una fractura de estiloides cubital o reinserción del CFCT)

En las *luxaciones irreductibles*: Reducción abierta, extracción de las estructuras interpuestas y reparación de los estabilizadores afectados.
En las *fracturas luxaciones*: reducción abierta y fijación interna de la fractura, seguida de la evaluación intraoperatoria de la estabilidad ARCD. Si es inestable, se recurre a una transfixión radio-cubital temporal con 2 AK o se reparan los estabilizadores de partes blandas, en particular el CFCT (las técnicas se explicarán en capítulo 8).
A continuación, haremos algunos comentarios sobre la fractura luxación de Galeazzi, lesión de Essex-Lopresti y fracturas de radio distal.

FRACTURA LUXACIÓN DE GALEAZZI.
Conocemos con este epónimo la lesión que combina una fractura diafisaria, generalmente del tercio distal del radio y una luxación radio-cubital distal. Ricardo Galeazzi publicó en 1934 una serie de 18 pacientes y de ahí el motivo de su denominación. Pronto se reconoció el mal pronóstico de la lesión cuando se trata de forma ortopédica, a pesar que se siga planteando como posibilidad de tratamiento en el niño. Es imprescindible la reconstrucción exacta de la anatomía del radio para la reducción de la articulación Radio-Cubital Distal, que se realiza habitualmente mediante osteosíntesis con placa DCP o LCP por vía volar (Fig. 11) [Moore y cols, 1985]. Es imprescindible que entonces, reducido y fijado el radio, se valore si la ARCD es ahora estable. Pocas veces es necesario la reconstrucción abierta de la ARCD, y tampoco somos partidarios de la fijación radio-ulnar con AK pues se derivan muchas complicaciones de este gesto (Fig. 12), pero si debemos mantener una inmovilización enyesada que impida la pronosupinación durante al menos 4 semanas para que cicatricen los estabilizadores de partes blandas de la ARCD.
No todas las fracturas de diáfisis del radio asocian lesión de la ARCD, pero en algunas series (Ring y cols, 2006) alcanzan el 25%.
Mikic, 1975 publicó una serie de 125 fracturas luxaciones de Galeazzi. La luxación y subluxación de la ARCD recidivó en numerosos casos, en pacientes en los que la reducción y fijación fue inadecuada, pero también en muchos casos en los que la reducción y fijación fue correcta. Si además consideramos que en su serie, solo el 20% de los casos

mostraba signos objetivos de afectación de la ARCD en la radiografía postoperatoria, el axioma de explorar la estabilidad de la ARCD, de forma intraoperatoria, una vez fijada la fractura del radio, es una obligación ineludible.

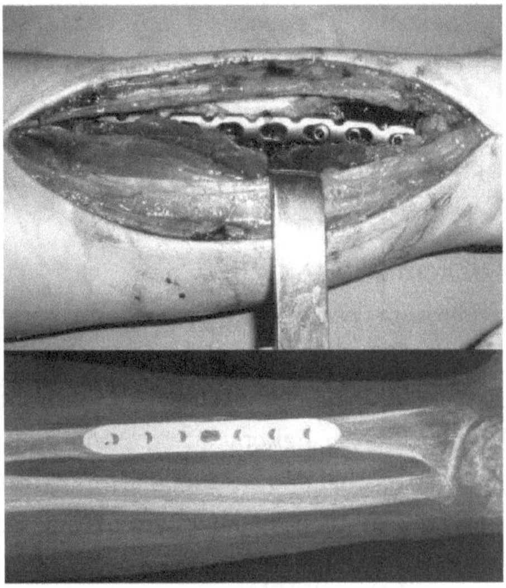

Figura 11. El tratamiento quirúrgico de la Fractura-Luxación de Galeazzi se fundamenta en la restitución de la anatomía del radio y el mejor método es la osteosíntesis con placa DCP o LCP por vía volar.

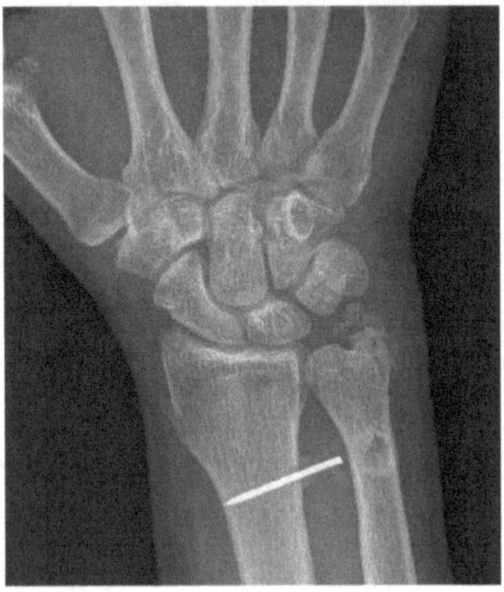

Figura 12. La fijación con agujas radioulnares para bloquear la pronosupinación en el proceso de curación de las partes blandas de la ARCD tiene muchas complicaciones: Rotura del material, osteolisis, infección, Dolor Regional Complejo....

La localización de la fractura en relación con la longitud global del radio se ha propuesto como posible predictor de inestabilidad ARCD después de la reducción y síntesis abierta. Raskin y Rettig (2001) clasificaron las fracturas luxaciones de Galeazzi según el trazo de fractura asentara menos de 7,5 Cm o más de la faceta semilunar del radio (tipo I y II respectivamente). En su serie 55% (12 de 22) eran inestables después de la síntesis del radio en el tipo I y sólo 6% (1 de 18) en la tipo II. Otros estudios también demuestran una tasa de recurrencia de inestabilidad mayor en las fracturas más distales.

ESSEX-LOPRESTI.

La cabeza del radio (CR) es el primer obstáculo contra la migración proximal del radio. Los estabilizadores secundarios son la membrana interósea (MIO) y el CFCT. En la lesión de Essex Lopresti hay una incompetencia de los estabilizadores primarios y secundarios (Fractura de cabeza de radio y lesión de la MIO y CFCT) que permiten una disociación o inestabilidad longitudinal del antebrazo. El diagnóstico puede ser difícil por la tendencia del médico a focalizar su atención en el codo, donde reside la lesión obvia (fractura de cabeza de radio) [Adams y cols, 2010]. El paciente, generalmente tiene el antecedente de un traumatismo axial de alta energía sobre la mano y antebrazo. El examen demuestra frecuentemente una prominencia dorsal de la cabeza del cúbito, limitación de la extensión de la muñeca y prono-supinación del antebrazo. La evaluación debe incluir la palpación del espacio interóseo y el examen de la estabilidad longitudinal del antebrazo. La ecografía puede evidenciar la rotura de la membrana interósea. Son útiles las radiografías comparativas de ambas muñecas o las radiografías dinámicas apretando el puño (Marcotte y Osterman, 2007). La evaluación de las MIO y el CFCT por RNM, rara vez es posible en situación de urgencias.

El tratamiento consiste en la reconstitución de la articulación radio-capitelar mediante osteosíntesis de la cabeza del radio o sustitución de la misma (Fig. 13 y 14) [Moro y cols, 2001]. La resección de la CR está formalmente contraindicada. Después se evalúa la estabilidad ARCD[2]. Si está comprometida, podemos optar por una fijación radio-ulnar (ya hemos manifestado nuestras reticencias) o la reconstrucción de las partes blandas dañadas. Se recomienda la exploración artroscópica y tratamiento artroscópico o abierto de la lesión del CFCT, seguido de inmovilización en férula braquiopalmar durante 4-6 semanas. No se realiza reconstrucción aguda de la MIO, que se reserva para algunos casos crónicos, debiendo emplear una plastia de sustitución con tendones isquiotibiales o tendón rotuliano, siendo aun considerado, una operación experimental.

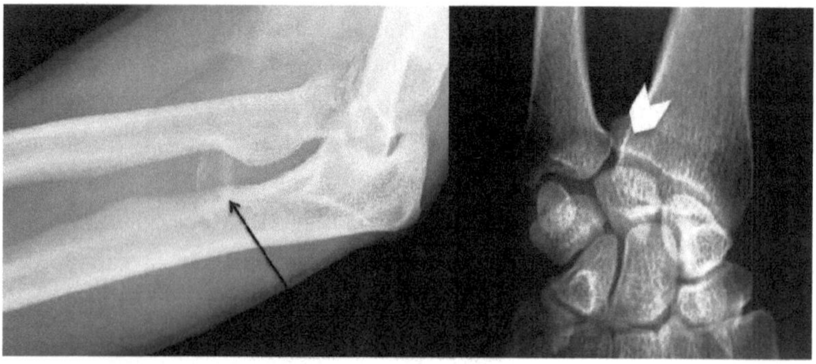

Figura 13. Lesión de Essex Lopresti. La flecha negra en la imagen de la izquierda señala el fragmento mayor de la cabeza del radio. La flecha blanca de la imagen de la derecha señala la incongruencia radio-cubital distal secundaria a la migración proximal del radio, dada la incompetencia de la membrana interósea.

[2] Como debe apreciar el lector, la sistemática de tratamiento en las fracturas luxaciones es siempre igual: Reconstruir la anatomía ósea y después valorar la estabilidad de la ARCD. En la mayoría de las ocasiones, la articulación se hace estable y no necesita nada más que un adecuado periodo de inmovilización para la cicatrización de los estabilizadores de partes blandas.

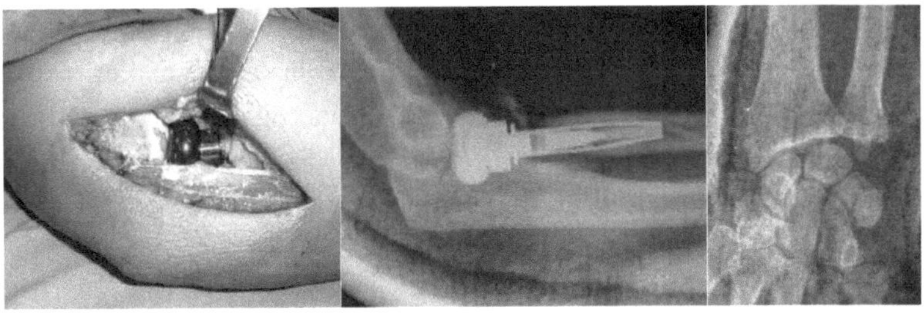

Figura 14. Tratamiento de la Lesión de Essex Lopresti mediante sustitución con una prótesis de la cabeza del radio, que era irreconstruible. A la derecha, se evidencia el restablecimiento de la congruencia radio-cubital distal.

FRACTURAS DE RADIO DISTAL.

Las fracturas de EDR pueden interesar directa o indirectamente a la ARCD y todos tenemos la experiencia de que el dolor ulnar es una secuela frecuente.

La tasa de lesión del CFCT asociado a Fr de EDR es del 60-84% (Geissler y cols, 1996; Lindau y cols 2000). Los resultados clínicos son peores a largo plazo, entre los pacientes que tienen inestabilidad, aunque de forma contradictoria, no todos los pacientes que presentan lesión del CFCT simultánea a la fractura, presentan síntomas con posterioridad.

El examen físico de la inestabilidad ARCD es difícil en el paciente despierto. Lo apropiado es su evaluación bajo anestesia después de que la fijación interna del radio se haya completado. Si está comprometida, se recomienda la exploración quirúrgica, artroscópica o abierta y el tratamiento de las lesiones del CFCT, seguido de inmovilización en férula braquiopalmar durante 4-6 semanas.

Las consolidaciones óseas intraarticulares, producen incongruencia, incluso inestabilidad, las extraarticulares determinan cambio en la varianza cubital, inclinación, rotación o traslación del fragmento epifisario radial. Los estudio de "laboratorio biomecánico" han mostrado que la consolidación viciosa del radio distal desplazan el eje de rotación normal del antebrazo (Adams, 1993), reducen la congruencia articular (Kihara y cols, 1996), limitan la pronosupinación y alteran la tensión de los tejidos del CFCT (Adams, 1993, Schuind, y cols 1991).

Kihara mostró que una angulación dorsal de más de 20º afecta a la estabilidad de la ARCD. La repercusión de la deformidad es tanto mayor cuanto más proximal se localice. Adams, demostró que la alteración cinemática de la ARCD era mayor con el acortamiento del radio (6 mm para Fernández), que con la pérdida de la inclinación radial o el volteo dorsal.

La deformidad rotacional rara vez es considerada, sin embargo se ha demostrado que la deformidad en supinación del radio distal está presente en las deformidades dorsales, mientras la deformidad en pronación se puede encontrar en las consolidaciones viciosas volares, que son las que más limitan la supinación (Prommesberger y cols, 2004). Sin embargo, Moore y cols, (2002) realizan un estudio biomecánico en vivo en 9 pacientes con fractura de radio distal unilateral mal consolidado (más de 15º y acortamiento superior a 2 mm) mediante TAC para cuantificar como afecta la cinemática de la ARCD. En contraposición de los hallazgos de los estudios *in vitro*, no encuentra cambios sustanciales en el eje de rotación ni en la cinemática del radio durante la pronación y supinación. Esta discrepancia tiene una explicación lógica y relevante: La falta de adaptación de las partes blandas a las deformidades óseas que se simulan en los estudios en cadáver, que en el vivo precisan un tiempo.

Es fácil apreciar en esta recreación personal, que la angulación dorsal de la fractura, localiza la cabeza del cúbito (CC) en posición más palmar y cubital y al contrario, con la fractura angulada a palmar, la CC se subluxa dorsalmente, aun con integridad del CFCT (Fig. 15).

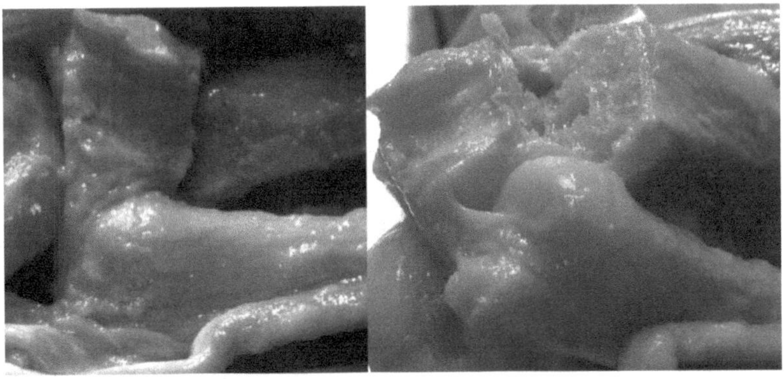

Figura 15. Cambio de relación entre cúbito y radio distal en dos tipos de fractura extraarticular de radio distal. A la izquierda, fractura con la deformidad de "Colles" a la derecha, fractura con la deformidad de "Smith".

MANEJO DE LAS FRACTURAS DE ESTILOIDES CUBITAL.

Frykman (1967) incluyó la fractura de la estiloides cubital como criterio en su clasificación de FrEDR por ser predictiva de peor pronóstico.

Sin embargo, a pesar de que algunos autores publicaran la peor evolución de estas fracturas y las pseudoartrosis (Knirk y Jupiter, 1986), contrariamente otros autores no encuentran una relación directa con la inestabilidad o el resultado clínico (Kim y cols, 2010).

Los fragmentos pequeños avulsionados de la punta de la estiloides probablemente son el resultado de un traumatismo directo y es muy difícil que afecten a la estabilidad de la ARCD. Sin embargo, los fragmentos grandes que incluyen la base de la apófisis, especialmente aquellos desplazados más de 2 mm son los que mas riesgo tienen de avulsión de la inserción foveal del CFCT y deben fijarse (May y cols, 2002). Si en la Rx lateral la estiloides cubital queda palmar al eje medio de la diáfisis cubital, se debe considerar que hay una inestabilidad (Ruch y cols, 2004).

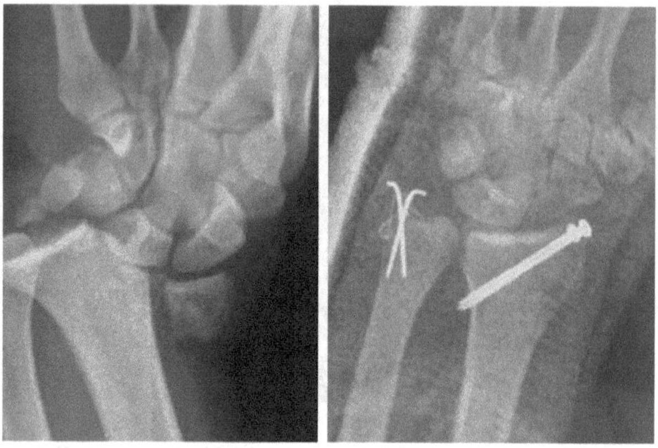

Figura 16. Osteosíntesis de estiloides cubital mediante banda de tensión.

La banda de tensión es el mejor método de osteosíntesis (Fig. 16). La reducción de la estiloides es fácil si se ha hecho previamente la de la fractura del radio. Se hace mediante una incisión de 2-3 cm centrada en el aspecto ulnar del cúbito sobre la estiloides y que se puede incorporar al portal 6 U de artroscopia, si esta se usó para valorar la superficie articular del radio (Fig. 17). Debe identificarse y protegerse la rama sensitiva dorsal del nervio cubital (RSDNC). Se realizan dos túneles óseos con agujas de Kirschner (AK) por encima y debajo de la fractura. Se pasa el alambre en forma de 8. Se pasan dos AK a través de un abocath como protector de partes blandas y después se cercla la banda de tensión. Si la punta de la estiloides es muy chica, se pasa el alambre distal a la estiloides, sobre las AK. Entonces se evalúa de nuevo la estabilidad, si está comprometida se reinserta el CFCT (Carlsen y cols, 2010).

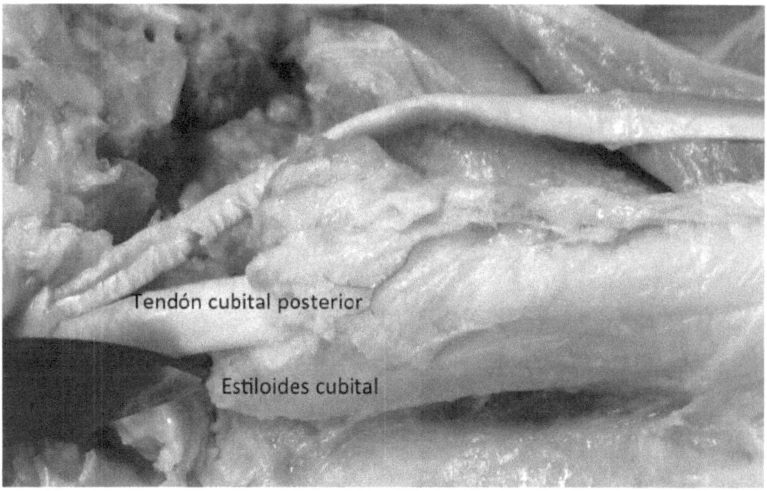

Figura 17. El tendón del cubital posterior, en cualquier posición de la muñeca está en íntima vecindad con la estiloides cubital y es una marca anatómica muy útil en la fijación quirúrgica de la apófisis.

FRACTURAS DE LA CAVIDAD SIGMOIDEA Y DE LAS ESQUINA VOLAR O DORSAL DEL RADIO .

Estas fracturas afectan a la cavidad semilunar del radio y pueden motivar inestabilidad porque incluyen la inserción de los ligamentos radio-ulnares (Carlsen y cols, 2010). El TAC es muy útil para comprender el difícil trazo de fractura cuando se sospecha en la Rx.

Si el fragmento es dorsal es muy difícil cazarlo con una placa volar y se prefiere el abordaje dorsal y fijación con placas fragmento específico. Hay que tener cuidado de no penetrar la cavidad sigmoidea.

En caso de lesión volar, el acceso desde el abordaje del palmar mayor o incisión distal de Henry no permite llegar a la fractura con comodidad. Se prefiere un abordaje radial al tendón del cubital anterior (FCU), entre este y los flexores (Fig. 18 y 19).

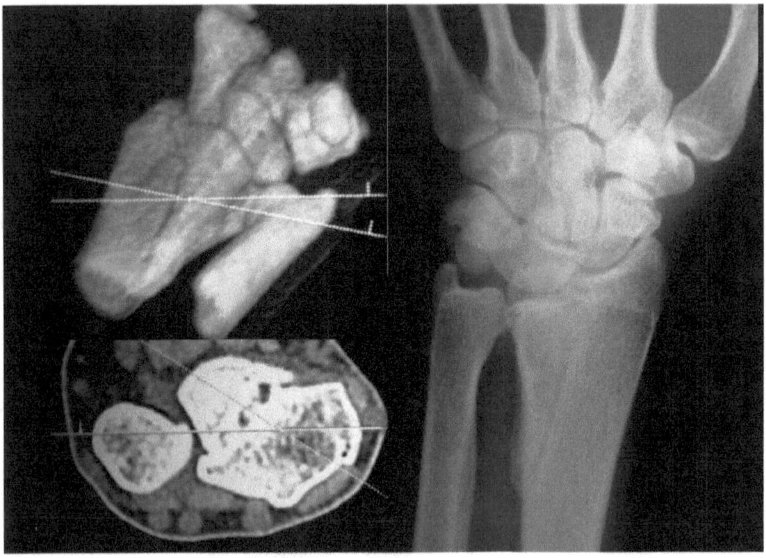

Figura 18. Fractura de la cavidad sigmoidea del radio.

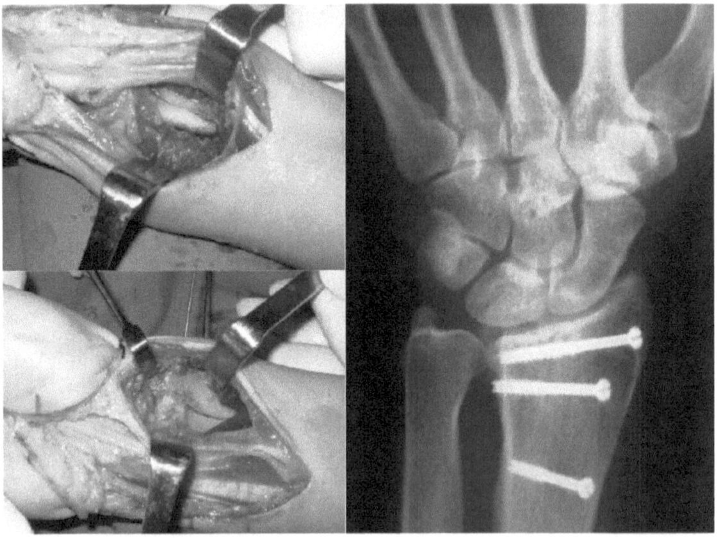

Figura 19. Abordaje central con exposición de la fractura radial al tendón del Cubital Anterior, en la imagen superior y radial al Palmar mayor, en la imagen inferior, de forma alternante para la reducción abierta y osteosíntesis, cuyo control radiográfico vemos a la derecha.

BIBLIOGRAFÍA.

Adams BD. Effects of radial deformity on distal ra- dioulnar joint mechanics. J Hand Surg Am 1993;18: 492–8.

Adams JE, Culp RW, Osterman AL. Interosseous membrane reconstruction for the Essex-Lopresti injury. J Hand Surg Am 2010;35(1):129–36.

Atzei A, Luchetti R, Braidotti F. Arthroscopic Foveal Repair of the Triangular Fibrocartilage Complex. J Wrist Surg 2015;4:22–30.

Atzei A. Newtrendsinarthroscopicmanagementoftype1-BTFCC injuries with DRUJ instability. J Hand Surg Eur Vol 2009;34(5): 582–591.

Bednar MS, Arnoczky SP, Weiland AJ. The micro- vasculature of the triangular fibrocartilage complex: its clinical significance. J Hand Surg Am 1991;16(6):1101–5.

Bruckner JD, Alexander AH, Lichtman DM. Acute dislocations of the distal radioulnar joint. Instr Course Lect 1996;45:27–36.

Buterbaugh GA, Palmer AK. Fractures and disloca- tions of the distal radioulnar joint. Hand Clin 1988; 4(3):361–75.

Carlsen BT, Dennison DG, Moran SL. Acute Dislocations of the Distal Radioulnar Joint and Distal Ulna Fractures. Hand Clin 2010; 26: 503-516.

Cetti NE. An unusual cause of blocked reduction of the Galeazzi injury. Injury 1977;9(1):59–61.

Frykman G. Fracture of the distal radius including sequelae—shoulder-hand-finger syndrome, disturbance in the distal radio-ulnar joint and impairment of nerve function. A clinical and experimental study. Acta Orthop Scand 1967;(Suppl 108):3

Galeazzi R. Uber ein besonderes Syndrom bei Verlrtzunger in Bereick der Unter Armknochen. Arch Orthop Unfallchir 1934;35:557–62.

Geissler WB, Freeland AE, Savoie FH, et al. Intra- carpal soft-tissue lesions associated with an intra-articular fracture of the distal end of the radius. J Bone Joint Surg Am 1996;78(3):357–65.

Jenkins NH, Mintowt-Czyz WJ, Fairclough JA. Irre- ducible dislocation of the distal radioulnar joint. Injury 1987;18(1):40–3.

Kihara H, Palmer AK, Werner FW, et al. The effect of dorsally angulated distal radius fractures on distal radioulnar joint congruency and forearm rotation. J Hand Surg [Am] 1996;21:40–7.

Kim JK, Koh YD, Do NH. Should an ulnar styloid fracture be fixed following volar plate fixation of a distal radial fracture? J Bone Joint Surg Am 2010;92(1):1–6.

Knirk JL, Jupiter JB. Intra-articular fractures of the distal end of the radius in young adults. J Bone Joint Surg Am 1986;68(5):647–59.

Lindau T, Adlercreutz C, Aspenberg P. Peripheral tears of the triangular fibrocartilage complex cause distal radioulnar joint instability after distal radial fractures. J Hand Surg Am 2000;25(3):464–8.

Marcotte AL, Osterman AL. Longitudinal radioulnar dissociation: identification and treatment of acute and chronic injuries. Hand Clin 2007;23(2):195– 208,

May MM, Lawton JN, Blazar PE. Ulnar styloid fractures associated with distal radius fractures: incidence and implications for distal radioulnar joint instability. J Hand Surg Am 2002;27(6):965–71.

Mikic ZD. Galeazzi fracture-dislocations. J Bone Joint Surg Am 1975;57:1071–80.

Mikic ZD. Treatment of acute injuries of the triangular fibrocartilage complex associated with distal radioulnar joint instability. J Hand Surg Am 1995; 20(2):319–23.

Mino DE, Palmer AK, Levinsohn EM. Radiography and computerized tomography in the diagnosis of incongruity of the distal radio-ulnar joint. A prospective study. J Bone Joint Surg Am 1985; 67(2):247–52.

Moore DC, Hogan KA, Crisco JJ 3rd, Akelman E, Dasilva MF, Weiss AP. Three-dimensional in vivo kinematics of the distal radioulnar joint in malunited distal radius fractures. J Hand Surg Am. 2002 Mar;27(2):233-42.

Moore TM, Klein JP, Patzakis MJ, et al. Results of compression-plating of closed Galeazzi fractures. J Bone Joint Surg Am 1985;67(7):1015–21.

Moro JK, Werier J, MacDermid JC, et al. Arthroplasty with a metal radial head for unreconstructible fractures of the radial head. J Bone Joint Surg Am 2001;83(8):1201–11.

Mulford JS, Axelrod TS. Traumatic Injuries of the Distal Radioulnar Joint. Orthop Clin N Am 2007; 38: 289-297.

Mulford JS, Jansen S, Axelrod TS. A review of iso- lated volar distal radioulnar joint dislocation and case report. Submitted to Journal of Orthopaedic Traumadunder review. References available from authors on request. 2007.

Palmer AK. Triangular fibrocartilage complex lesions: a classification. J Hand Surg. 1989;14(4):594-606.

Prommersberger KJ, Froehner SC, Schmitt RR, Lanz UB. Rotational deformity in malunited fractures of the distal radius. J Hand Surg Am. 2004;29(1):110-5.

Rettig ME, Raskin KB. Galeazzi fracture-dislocation: a new treatment-oriented classification. J Hand Surg Am 2001;26(2):228–35.

Ring D, Rhim R, Carpenter C, et al. Isolated radial shaft fractures are more common than Galeazzi fractures. J Hand Surg Am 2006;31(1):17–21.

Ruch DS, Weiland AJ, Wolfe SW, et al. Current concepts in the treatment of distal radial fractures. Instr Course Lect 2004;53:389–401.

Schuind F, An KN, Berglund L, et al. The distal radioulnar ligaments: a biomechanical study. J Hand Surg Am 1991;16(6):1106–14.

Smith TO, Drew B, Toms AP, Jerosch-Herold C, Chojnowski AJ. Diagnostic Accuracy of Magnetic Resonace Imaging and Magnetic Resonance Arthrography for Triangular Fibrocartilaginous Complex Injury. J Bone Joint Surg 2012; 94:824-32.

Yang Z, Mann FA, Gilula LA, et al. Scaphopisocapi- tate alignment: criterion to establish a neutral lateral view of the wrist. Radiology 1997;205(3):865–9.

CAPÍTULO 7. LESIONES DEL COMPLEJO FIBROCARTÍLAGO TRIANGULAR. Hernández Cortés, P y Lambán Mascaray, N.

INTRODUCCIÓN.

En los tres primeros capítulos de la monografía hemos hecho referencia al Complejo Fibrocartílago Triangular (CFCT), a su estructura y su papel como principal (aunque no único) estabilizador de la articulación Radio-Cubital Distal (ARCD) [Palmer y Werner, 1981].

Las lesiones del CFCT son una causa común de dolor cubital en la muñeca, están enraizadas con cuadros clínicos como la "impactación ulno-carpal" o la "inestabilidad ARCD" y es el objetivo de diferentes técnicas quirúrgicas (Shin y cols, 2004; Shih y cols, 2000, Hermansdorfer y Kleinmann, 1991; Potter y cols, 1997), por lo que nos pareció adecuado, escribir una pequeña reseña sobre las lesiones propias de esta estructura, que aunque se repitan en los diferentes capítulos, permita al lector, una consulta rápida de su clasificación.

Las lesiones del CFCT pueden ser degenerativas o traumáticas.

DIAGNÓSTICO.

El diagnóstico de una laceración del CFCT puede llegar a ser complicado. El examen físico y la anamnesis no siempre son definitivos y habitualmente realizamos radiografías convencionales en busca de signos indirectos de lesión, artrografía, Resonancia Magnética (RNM) o la exploración artroscópica de la muñeca (Smith y cols, 2012). Inicialmente, la RNM tenía un valor muy limitado y era más difícil de interpretar que la artrografía (Shionova y cols, 1998). La introducción de la RNM 3.0-T y otros avances técnicos mejoraron la sensibilidad y especificidad de esta exploración, y más aún, la combinación de RMN con la artrografía de muñeca, también ha implementado los resultados iniciales. Para algunos autores, la artro-RNM es la prueba de imagen más rentable, menos invasiva que la artroscopia y con claras ventajas sobre la artrografía convencional (Smith y cols, 2012).

CLASIFICACIÓN.

Palmer (1989) estableció una clasificación de las roturas traumáticas (Tipo 1) y degenerativas del CFCT (Tipo 2), en base a su localización y en base a la cual, se han indicado diferentes técnicas de tratamiento.

Las roturas traumáticas o tipo 1, quedan representadas en la **Figura 1**.

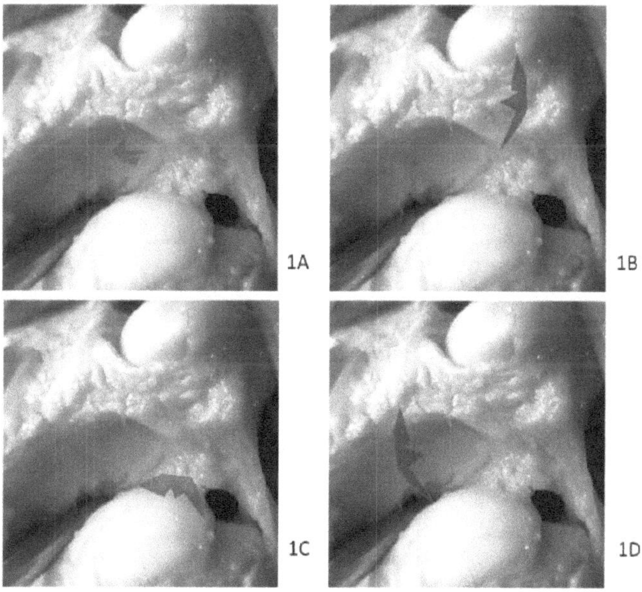

Figura 1. Recreación sobre una disección del CFCT de los distintos tipos de lesiones traumáticas según la clasificación de Palmer. El área sombreada corresponde a la región lacerada. Lesión 1.A: Perforación central del disco del CFCT. Lesión 1.B: Avulsión de la inserción ulnar del CFCT. Lesión 1.C: Ruptura distal, interesa a los ligamentos ulnocarpales. Lesión 1.D: Desinserción del CFCT del radio.

La rotura periférica o 1B se considera la más desestabilizante y su tratamiento consiste en la reinserción o reparación, bien por cirugía abierta o por artroscopia que inicialmente, condicionaba una sutura del CFCT a la cápsula. Sin embargo, de acuerdo con la magnitud y la

dirección de la fuerza traumatizante, el CFCT puede lesionarse de diferentes maneras, con y sin fractura de estiloides cubital, lo que justificó que Atzei, 2009 subdividiera las roturas 1-B de Palmer, en 5 subtipos, diferenciando las lesiones distales y proximales (estas últimas afectan a la inserción foveal del CFCT). En la actualidad, un mejor conocimiento de la ultraestructura del CFCT permite diferenciar una porción superficial y otra profunda, coincidiendo la primera con la inserción en la estiloides y la segunda, con la inserción en la fóvea, cada una con sus ligamentos radio-ulnares palmares y dorsales (Nakamura y cols, 1996; Nakamura y cols 2001; Hagert y Hagert, 2010).
La Clasificación de Atzei ha sido adoptada por la Sociedad Europea de Artroscopia de Muñeca (EWAS: European Wrist Arthroscopy Society) y revisada para añadir la asociación con fractura de estiloides cubital (Atzei y Luchetti, 2011; Atzei y cols, 2015). Los 5 tipos se relacionan con la localización de la lesión, la inestabilidad que condicionan, capacidad de curación, su comportamiento en la evaluación artroscópica y se les indica un tratamiento específico.

CLASIFICACIÓN TERAPÉUTICA DE LAS LESIONES 1B DEL CFCT DE **ATZEI-EWAS**

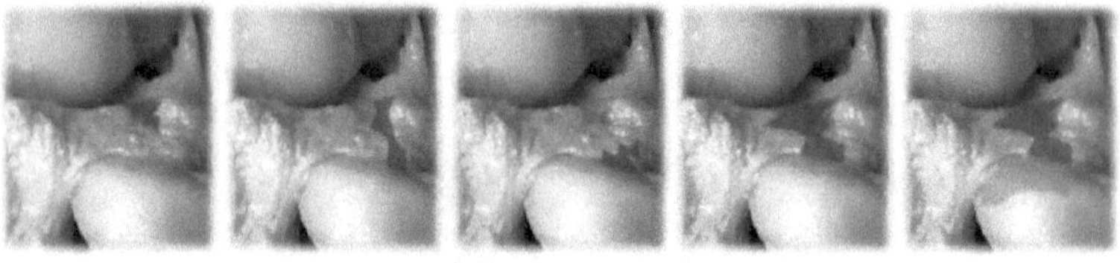

1	2	3	4	5
INESTABILIDAD LEVE	MODERADA / SEVERA	MODERADA / SEVERA	SEVERA	MODERADA / SEVERA
ASPECTO ARTROSCÓPICO: ROTO	ROTO	INTACTO	ROTO	ROTO
HOOK TEST -	+	+	+	+
POTENCIAL DE CURACIÓN: +	+	+	-	-
SUTURA A LA CÁPSULA	REINSERCIÓN A LA FÓVEA	REINSERCIÓN A LA FÓVEA	PLASTIA DE SUSTITUCIÓN	PROCEDIMIENTO SALVAMENTO

Figura 2. Recreación sobre una disección del CFCT de los distintos tipos de lesiones traumáticas 1B según la clasificación de Atzei. El área sombreada corresponde a la región lacerada. Lesión 1: Avulsión de la porción superficial. Lesión 2: Avulsión de la inserción

superficial y foveal. Lesión 3: Avulsión aislada de la inserción foveal. Lesión 4: Lesión irreparable del CFCT. Lesión 5: Con cambios artrósicos en la ARCD.

La **Figura 2** resume las principales características de los 5 subtipos de la lesión 1B (cubital del CFCT).

La rotura de la porción superficial, permite la visión del desgarro desde la artroscopia radiocarpiana y es positivo el signo del trampolín (pérdida de la tensión superficial), mientras la de inserción foveal se manifiesta por un signo del gancho o del fantasma positivo (el CFCT se eleva y separa de la fóvea al ser traccionado por el gancho explorador) [**Fig. 3**].

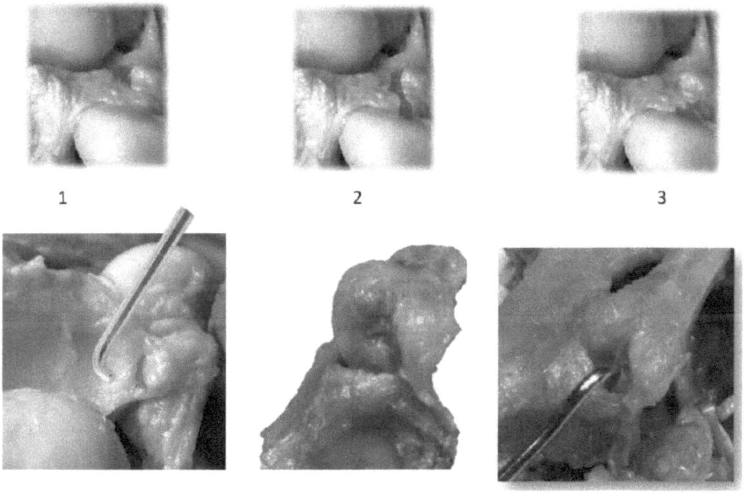

Figura 3. La lesión tipo 1 de Atzei es visible desde la artroscopia radiocarpiana y se carácteriza por una pérdida de la tensión superficial del CFCT (signo del trampolín). Cuando hay una lesión que compromete a la inserción foveal (tipo 2 ó 3), la tracción del CFCT con una sonda o gancho explorador, lo eleva de la cabeza del cúbito (signo del gancho o del fantasma).

Cada uno de estos tipos se corresponde con un grado de inestabilidad y en la preparación en cadáver de la **Figura 4**, se ilustra la tecla dorsal que se produce con un CFCT intacto, con una avulsión de la fóvea y lógicamente, el mayor grado de desplazamiento corresponde a la avulsión completa o tipo 2, en la que podemos observar como se exterioriza toda la cabeza del cúbito.

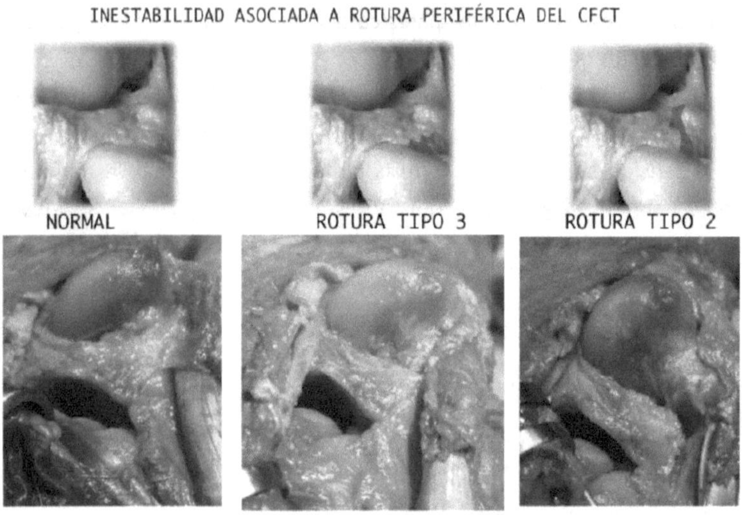

Figura 4. A mayor lesión de la inserción periférica del CFCT mayor inestabilidad. La subluxación de la cabeza del cúbito con CFCT normal es muy pequeña. En la rotura tipo 3 o exclusivamente foveal, la subluxación como se puede apreciar es mayor y en la rotura tipo 2 o avulsión de la fóvea y de la estiloides, existe prácticamente una luxación.

La sutura del CFCT a la cápsula como inicialmente se realizaba por artroscopia, permite disminuir un grado la inestabilidad, pero no permite volver a la situación de normalidad (**Fig. 5**).

SUTURA ARTROSCÓPICA DEL CFCT A LA CÁPSULA

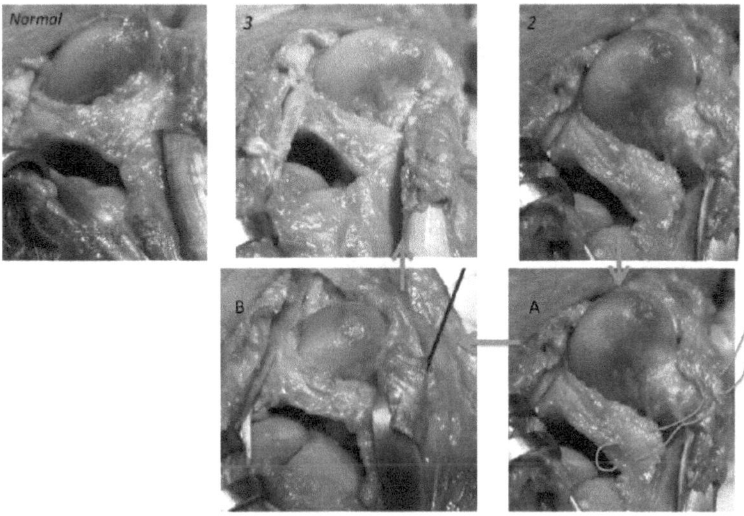

Figura 5. Tomando como base la inestabilidad (subluxación de la cabeza cubital) que se ilustra en la figura 4 podemos observar como una sutura del CFCT a la cápsula (imágenes A y B) hace pasar una inestabilidad propia de rotura tipo 2 (avulsión completa) a una inestabilidad de rotura tipo 3 (avulsión aislada de la fóvea), pero no a una situación de normalidad.

El esquema de Palmer sigue siendo la referencia para clasificar las lesiones del CFCT y esta vez representamos las crónicas o tipo 2, que son de carácter degenerativo y representan un espectro lesional creciente, secundario a una impactación ulnocarpal y que conllevan daños condrales asociados (**Fig. 6**). La Clasificación queda representada en la **Figura 7**.

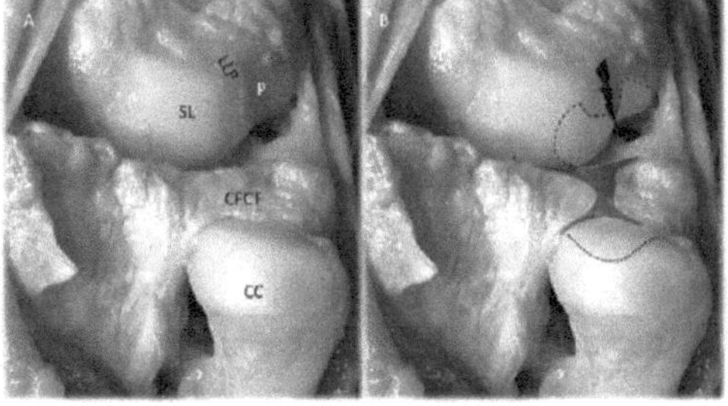

Figura 6. Las roturas degenerativas del CFCT son un espectro lesional que a medida que progresan afectan a las estructuras vecinas como el cartílago de la cabeza del cúbito (CC), Piramidal (P) o Semilunar (SL) y al ligamento Luno-Piramidal (LLP).

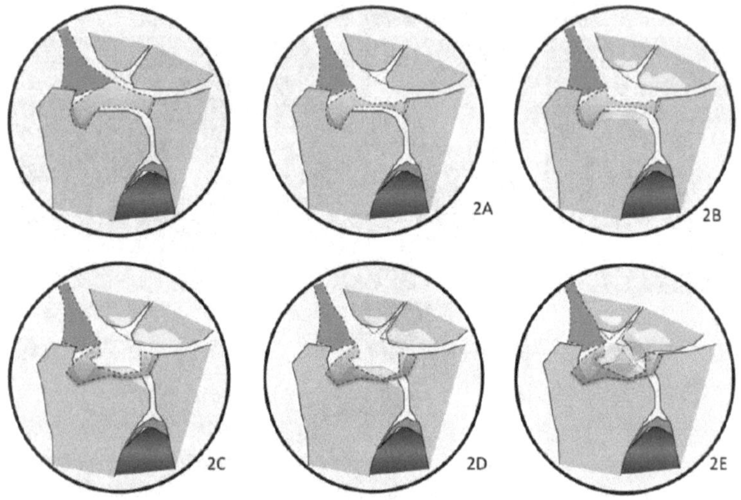

Figura 7. Clasificación de Palmer de las roturas degenerativas (2) del CFCT. Imagen superior izquierda, representación esquemática de situación de normalidad. Lesión 2.A: "Desgaste" o adelgazamiento del CFCT. Lesión 2.B: 2.A con condromalacia de la cabeza del cúbito, semilunar y piramidal. 2.C: 2.B con perforación completa del CFCT. 2.D: 2.C en la que se suma una rotura del ligamento luno-piramidal. 2.E: Estadio final, con todas las lesiones descritas se desarrolla una artrosis ARCD y ulnocarpal en esta fase.

BIBLIOGRAFÍA.

Atzei A. New trends in arthroscopic management of type1-BTFCC injuries with DRUJ instability. J Hand Surg Eur Vol 2009;34(5): 582–591.

Atzei A, Luchetti R. Foveal TFCC tear classification and treatment. Hand Clin 2011;27(3):263–272.

Atzei A, Luchetti R, Braidotti F. Arthroscopic Foveal Repair of the Triangular Fibrocartilage Complex. J Wrist Surg 2015; 4: 22-30.

Hagert E, Hagert C. Understanding Stability of the Distal Radioulnar Joint Through an Understanding of Its Anatomy. Hand Clin 2010; 26: 459-66.

Hermansdorfer JD, Kleinman WB. Management of chronic peripheral tears of the triangular fibrocartilage complex. J Hand Surg Am. 1991;16:340-6.

Nakamura T, Yabe Y, Horiuchi Y. Functional anatomy of the triangular fibrocartilage complex. J Hand Surg Br. 1996, 21: 581–6.

Nakamura T, Takayama S, Horiuchi Y, Yabe Y. Origins and insertions of the triangular fibrocartilage complex: a histological study. J Hand Surg Br. 2001; 26(5):446-54.

Palmer AK, Werner FW. The triangular fibrocartilage complex of the wrist: anatomy and function. J Hand Surg Am. 1981, 6: 153–62.

Palmer AK. Triangular fibrocartilage complex lesions: a classification. J Hand Surg Am. 1989, 14: 594–606.

Potter HG, Asnis-Ernberg L, Weiland AJ, Hotchkiss RN, Peterson MG, McCormack RR Jr. The utility of high-resolution magnetic resonance imaging in the evaluation of the triangular fibrocartilage complex of the wrist. J Bone Joint Surg Am. 1997;79: 1675-84.

Shih JT, Hou YT, Lee HM, Tan CM. Chronic triangular fibrocartilage complex tears with distal radioulna joint instability: a new method of triangular fibrocartilage com- plex reconstruction. J Orthop Surg (Hong Kong). 2000;8:1-8.

Shin AY, Deitch MA, Sachar K, Boyer MI. Ulnar-sided wrist pain: diagnosis and treatment. J Bone Joint Surg Am. 2004;86:1560-74.

Shionova K, Nakamura R, Imaeda T, Makino N. Arthrography is superior to magnetic resonance imaging for diagnosing injuries of the triangular fibrocartilage. J Hand Surg Br. 1998; 23:402-5.

Smith TO, Drew B, Toms AP, Jerosch-Herold C, Chojnowski AJ. Diagnostic Accuracy of Magnetic Resonace Imaging and Magnetic Resonance Arthrography for Triangular Fibrocartilaginous Complex Injury. J Bone Joint Surg 2012; 94:824-32.

CAPÍTULO 8. TRATAMIENTO ARTROSCÓPICO DE LAS LESIONES DEL COMPLEJO FIBROCARTÍLAGO ARTICULAR.

Pedro J Delgado Serrano, Carmen Barreiro Pensado y Fernando Polo Simón.

INTRODUCCION Y BIOMECANICA

El complejo fibrocartílago triangular (CFCT) es una estructura que integra varios elementos anatómicos que participan en los mecanismos de rotación, translación y trasmisión de cargas de la muñeca. Está formado por el fibrocartílago triangular (el disco articular), los ligamentos radiocubitales dorsal y palmar, los ligamentos cúbitocarpianos, el ligamento colateral cubital y la vaina del tendón del extensor cubital del carpo (Carlsen y cols, 2009).

El disco articular es una estructura cartilaginosa (similar a los meniscos de la rodilla) que cubre la cabeza del cúbito y que la separa y aisla de la articulación radiocarpiana. Se origina en la zona más yuxtaarticular y cubital del radio (en el ángulo de la fosita sigmoidea del radio) y avanza en forma de rampa ascendente insertándose en cabeza de cúbito y capsula articular de la región cubital de la muñeca. La periferia del disco está muy bien vascularizada, salvo la porción mas radial que es avascular y con poca capacidad de cicatrización. Las inserciones del disco articular están integradas por dos porciones bien diferenciadas que condicionan distintas funciones (Nakamura y cols, 2001).

La porción distal o superficial del complejo es la que continua el suelo de la articulación radiocarpiana y tiene una disposición en forma de "hamaca" que le permite realizar amortiguar y recibir las fuerzas que discurren por el borde cubital de la muñeca. Aproximadamente el 20% de las cargas axiales de la muñeca, cuando se realiza fuerza con el puño cerrado o con el apoyo sobre el talón de la mano, pasan por esta porción. El componente proximal o central es una estructura que mira hacia la articulación radiocubital y se inserta en la fóvea de la cabeza del cúbito. Este elemento anatómico es el punto de convergencia de la inserción de los ligamentos cubitocarpianos (entre piramidal, semilunar y cúbito) y los ligamentos de la articulación radiocubital distal (ARCD), por lo que tiene como función estabilizar la articulación radiocubital distal y parte de la articulación radiocarpiana, especialmente la zona mas cubital en los movimientos de rotación del antebrazo (Moritomo y cols 2008).

MECANISMOS DE LESION Y EXPLORACION CLINICA

Las lesiones del CFCT son las que con mas frecuencia originan dolor en el borde cubital de la muñeca. Se asocian a traumatismos axiales en extensión y pronación de la muñeca, rotaciones bruscas forzadas, fracturas de radio distal y pacientes con varianza cubital positiva por sobrecarga repetitiva.
Los pacientes presentan dolor cubital, dolor al palpar la fóvea y desviación cubital y con los giros forzados en pronación de la muñeca. Las lesiones de la porción foveal se acompañan de inestabilidad de la ARCD.

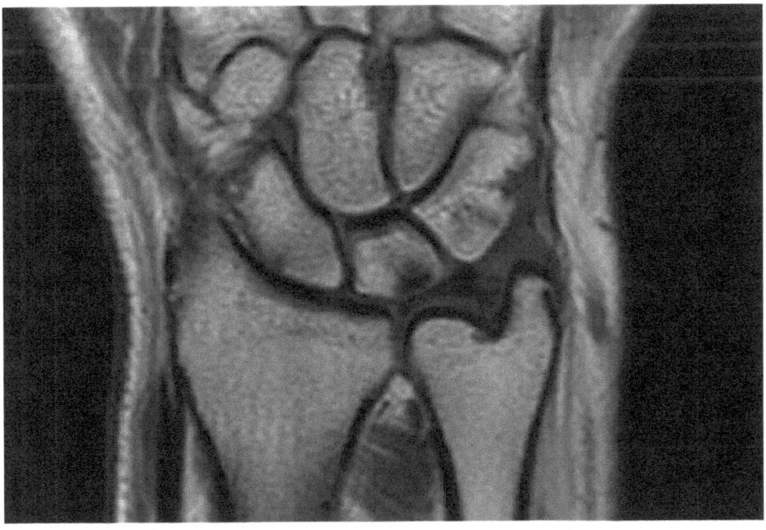

Figura 1. Imagen de resonancia magnética en un paciente con lesión del CFCT y signos de contusión en la mitad articular cubital del semilunar por una impactación cúbito-carpiana.

Las pruebas de imagen tienen escasa utilidad y el diagnóstico se basa fundamentalmente en la exploración clínica. Se debe realizar diagnóstico diferencial con fracturas de estiloides cubital, inestabilidad lunopiramidal y síndromes de impactación cúbitocarpianos (Fig. 1).

CLASIFICACION DE LAS LESIONES

Palmer (Palmer 1989) clasificó las lesiones del CFCT en traumáticas (Tipo 1) y degenerativas (Tipo 2). Cada grupo se dividió posteriormente en función de las roturas de elementos anatómicos (tipo 1) y de las lesiones degenerativas generadas (tipo 2) y se muestran en la tabla 1 y en los capítulos 2, 6 y 7.

Las lesiones tipo 1A son las más frecuentes (Fig. 2). Las lesiones tipo 1B consisten en desgarros periféricos del FCT desde su inserción en el cúbito distal o en la fóvea. Las tipo 1C son las mas infrecuentes y se asocian a traumatismos de alta energía. Las lesiones tipo 1D relativamente frecuentes y pueden asociar lesiones osteocondrales. Estas dos últimas (tipos 1C y 1D) tienen un alto riesgo de inestabilidad de la ARCD.

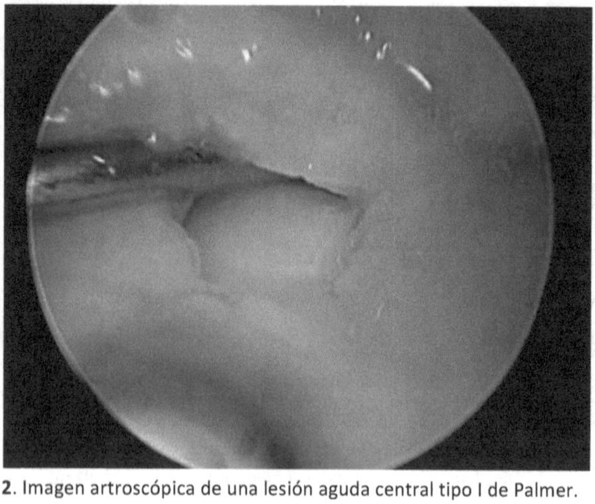

Figura 2. Imagen artroscópica de una lesión aguda central tipo I de Palmer.

Tabla 1. Clasificación de Palmer de las lesiones del CFCT

Tipo de lesión	**Descripción de las lesiones**
Tipo 1: Traumáticas	
Tipo 1A	Lesión aislada central. Perforación. Con frecuencia, en el lado radial
Tipo 1B	Lesión periférica en borde cubital. Con o sin fractura de la estiloides cubital. Periferica (capsular) o en inserción foveal (central-foveal).
Tipo 1C	Lesión distal del FCT. Disrrupción de los ligamentos cúbitocarpianos: cubitolunar, cubitopiramidal y cúbito-hueso grande.
Tipo 1D	Desinserción radial del FCT. Puede asociar fractura en la fosita sigmoidea .
Tipo 2: Degenerativas	
Tipo 2A	Rotura del CFCT aislada
Tipo 2B	Rotura del CFCT asociada a lesión condral del semilunar y/o del cúbito
Tipo 2C	Perforación del CFCT asociada a lesión condral del semilunar y/o del cúbito
Tipo 2D	Perforación del CFCT asociada a lesión condral del semilunar y/o del cúbito y rotura del ligamento lunopiramidal
Tipo 2E	Perforación del CFCT asociada a lesión condral del semilunar y/o del cúbito, rotura del ligamento lunopiramidal y artrosis cúbito-carpiana

Basado en hallazgos artroscópicos, Atzei y cols (2008) han subdividido en 5 clases las lesiones tipo 1B de Palmer, en función de si asocia lesiones periféricas, centrales o ambas (tabla 2) y recomendando un tratamiento más específico de cada una de ellas.

Siguiendo con la clasificación de Palmer, las lesiones degenerativas o tipo 2, se corresponden con una cadena de lesiones degenerativas que ocurren como resultado de una carga crónica del cúbito sobre el carpo (tabla 1).

Tabla 2. Clasificación de Atzei para lesiones tipo 1B de Palmer

Tipo de lesión	Descripción	Inestabilidad ARCD	Tratamiento
Clase 1	Lesión porción distal (periférica). Reparable	No	Sutura a cápsula
Clase 2	Lesión de ambas: distal (distal) y proximal (foveal). Reparables	Si	Reinserción foveal
Clase 3	Lesión porción proximal (foveal). Reparable	Si	
Clase 4	Lesión de ambas: distal (distal) y proximal (foveal). No reparables	Si (severa)	Reconstrucción con plastia tendinosa
Clase 5	Artrosis ARCD	Si	Técnicas de salvamento ARCD

TRATAMIENTO CONSERVADOR

Se recomienda en todos los casos, por un periodo de 2-3 meses. Se basa en inmovilización de la muñeca (en los casos mas severos se aconseja limitar el arco de pronosupinación) por 2-3 semanas, medidas antiinflamatorias (frio local), medicamentos antiinflamatorios (AINEs) y fisioterapia.

En casos seleccionados, con dolor claramente en el borde cubital de la muñeca, puede realizarse una infiltración con corticoides locales, pero su uso reiterativo no ha demostrado ser útil y puede originar complicaciones asociadas como atrofia cutánea, lesiones nerviosas o roturas tendinosas).

TRATAMIENTO QUIRURGICO: ARTROSCOPIA DE MUÑECA

Desde que en el año 1979 se realizó la primera artroscopia de muñeca, su utilización ha ayudado a mejorar el diagnóstico, tratamiento y resultados del dolor cubital de la muñeca. Mediante este procedimiento se pueden realizar sinovectomías, debridamientos, retensado térmico del disco y suturas del mismo, con la ventaja que supone el desarrollo de las técnicas mini-invasivas.

Está indicado en pacientes con dolor moderado-severo, pérdida de movilidad, impotencia funcional e inestabilidad de la ARCD tras tratamiento conservador previo.

No existe evidencia que la cirugía abierta tenga más ventajas que las técnicas artroscópicas para el tratamiento de las lesiones del CFCT. Anderson y cols (2008), en un estudio comparativo entre ambas técnicas, no encontraron diferencias estadísticamente significativas, aunque las técnicas abiertas presentaron más dolor y mayor número de reintervenciones.

Los portales básicos utilizados son el 3-4, 6R y 6U. Se recomienda utilizar torres de tracción cenital. No hay evidencia de que la artroscopia seca (Del Piñal y cols, 2007) sea superior respecto a la tradicional con suero, pero en suturas periféricas a cápsula la artroscopia "seca" (sin suero) al no edematizar los tejidos facilita los portales y permite visualizar la rama sensitiva del cubital en el portal 6R en la disección.

En al exploración artroscópica podemos valorar el estado del disco articular y los ligamentos cubitocarpianos, y estadificar las lesiones en función de la clasificación de Palmer. Los componentes distales y proximales del CFCT deben explorarse de forma conjunta o separada, especialmente en las lesiones tipo 1B. La rotura aislada del componente distal periférico (clase 1 de Atzei) presenta un test de trampolín positivo, pero un test del gancho negativo (incapacidad de levantar el disco de proximal a distal). En las lesiones clase 3 el disco está íntegro, pero el test del gancho es positivo (Fig. 3). En las lesiones clase 2 y 4 ambos test son positivos, pero el espacio es mayor con bordes más retraídos en la clase 4 y su reparación es imposible.

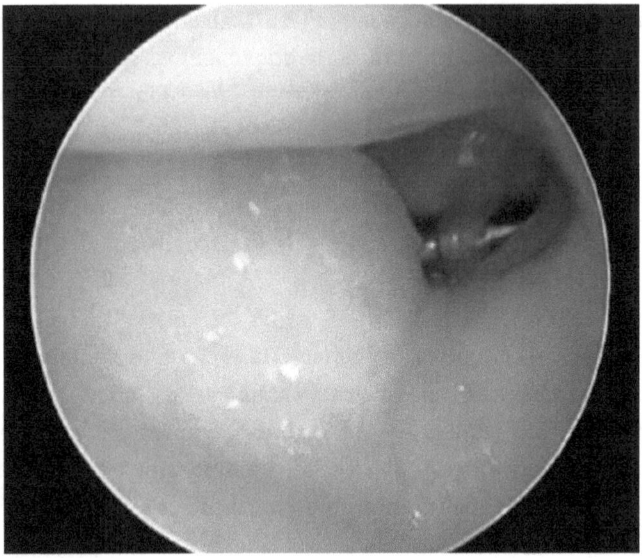

Figura 3. Test del gancho que evidencia una lesión por desinserción foveal del CFCT. Nótese como se introduce el gancho palpador por debajo del disco y se puede elevar desde proximal a distal.

LESIONES TIPO 1A

En las lesiones tipo 1A de Palmer se tratan mediante un desbridamiento de los bordes irregulares con el objetivo de crear un borde estable del disco. Estudios biomecánicos han demostrado que se puede resecar hasta el 80% del disco sin originar inestabilidad (Adams y Holley, 1993) y tiene buenos resultados entre el 66-87% de los casos (Westkawmper y cols, 1998; Blackwell y cols, 2001).

LESIONES TIPO 1B

Existen varias técnicas en función del tipo de lesión y el subtipo de la clase 1B de Palmer: no reparativas (desbridamiento, termocoagulación), reparación no anatómica (sutura dentro-fuera y fuera-dentro) y reparación anatómica (reinserción radial y foveal).

Técnicas no reparativas

Se realiza un desbridamiento con sinoviotomo de las lesiones inestables y un retensado en la superficie del disco articular y ligamentos cubitocarpianos usando un vaporizador bipolar. Está indicado en lesiones tipo 1A y 1B periféricas con disco íntegro (Fig 4).

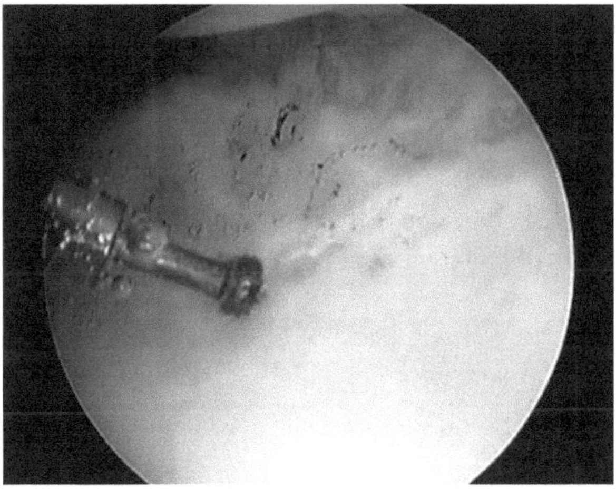

Figura 4. Técnica de la termocoagulación bipolar del CFCT. Se dan pequeños toques en la superficie articular del disco, dejando espacio libre entre ellos. Con ello se consigue retensar el disco y los ligamentos cúbito-carpianos, restaurando el efecto trampolín.

Si bien esta técnica se ha abandonado en otras articulaciones como la rodilla o el hombro, en la muñeca ofrece buenos resultados. La manipulación térmica de las bandas de colágeno del disco y los ligamentos intrínsecos y extrínsecos de la muñeca mediante sistemas de radiofrecuencia bipolar han tenido un uso muy discutido en las lesiones del CFCT. Sin embargo, en series largas presenta unos excelentes resultados, especialmente en los tipos 1B de Palmer y ofrece una alternativa de tratamiento que reduce el tiempo quirúrgico y evita los problemas con el hilo de sutura (García López y cols, 2012). No está indicada en inestabilidad de la ARCD.

Técnicas reparativas no anatómicas

La reparación no anatómica está indicada en lesiones periféricas tipo 1B de Palmer y clase 1 de Atzei, ya el disco articular tiene unos márgenes muy vascularizados y tiene capacidad de cicatrización.

Artroscópicamente presentan una pérdida de la elasticidad normal del disco al pulsar con el palpador de arriba abajo (signo del trampolín). Se puede hacer de dos formas: "fuera-dentro" (Fig. 5) y "dentro-fuera" (Fig. 6 y 7). Se utiliza hilo monofilamento PDS® o Prolene® #3/0. Se recomienda al menos dos puntos de sutura a cápsula. El nudo de sutura puede quedar enterrado en el tejido celular subcutáneo o se pueden pasar los hilos por la piel de forma percutánea y hacer el nudo sobre una gasa enrollada, retirándose todo a las 6 semanas. De esta forma se elimina el riesgo de reintervenciones por problemas de intolerancia al nudo o al material de sutura.

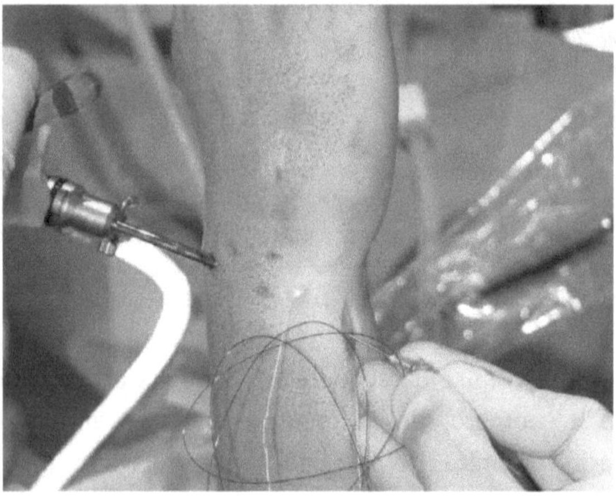

Figura 5. Técnica de la sutura a cápsula "fuera-dentro": La óptica se encuentra por el portal 3-4. A través del portal 6R o 6U se introducen dos agujas intramusculares: una de ella como pasa-hilos (se puede hacer con un "suture-lasso" y la otra con el monofilamento de #3/0. Se atraviesa de abajo a arriba el disco y se recupera el hilo con el pasahilos creado. Se realiza la sutura todo por el mismo portal.

No hay diferencias entre realizar la sutura "fuera-dentro" o "dentro-fuera", si bien ésta última da más estabilidad RCD al realizar la sutura más pegada a la superficie articular del cúbito por la inclinación obligada que tiene la aguja del catéter por la inclinación natural del radio. Esto es importante, ya que de encontrarnos una rotura proximal y no tener

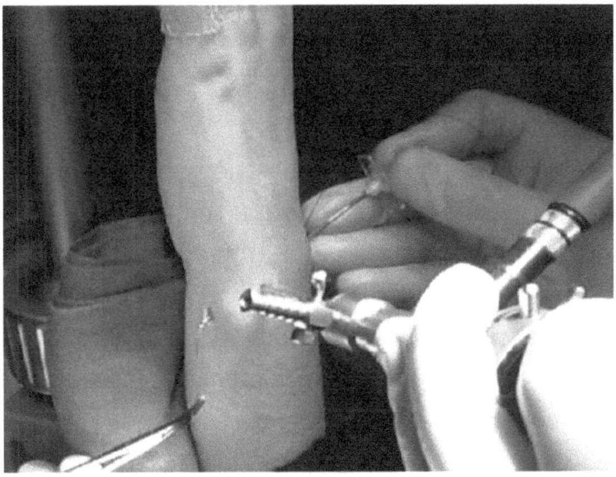

Figura 6. Sutura artroscópica del CFCT según técnica "dentro-fuera" utilizando una aguja de Tuohy.

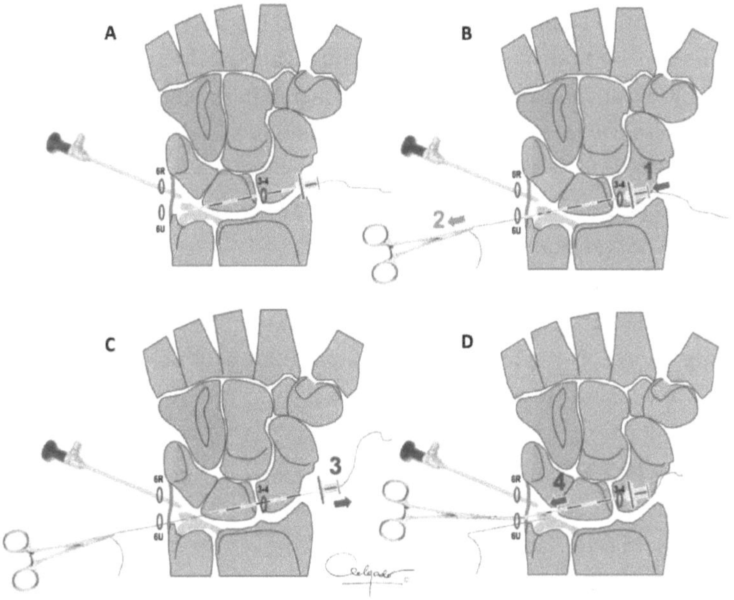

Figura 7. Sutura "dentro-fuera". Lente en 6R, pasamos una aguja de Tuohy con el monofilamento pasado por su interior por 3-4 en dirección al disco (A). Se atraviesa el FCT y salimos por 6U, donde recuperamos el hilo con una pinza (B). Se saca la aguja de Tuohy del disco para volver a introducirlo unos milímetros aparte en otro punto (C). Salimos de nuevo

con la aguja por 6U y recuperamos el hilo, que primero es doble y al tirar completamente, sale como un solo hilo (D). Se hace la sutura a c

preparados los implantes necesarios, esta técnica da una fijación más cercana a la foveal.

No existen trabajos que demuestren qué tipo de técnica de sutura no anatómica es mejor. Ambas presentan entre un 70-85% de buenos resultados, si bien no se trata de un tratamiento definitivo. El principal riesgo es la lesión de las ramas nerviosas. El portal 4-5 es el más seguro y el 6U el que más riesgo tiene de lesión (Tryfonidis y cols, 2009). Del Piñal y cols (2010) han presentado recientemente una técnica de "todo-dentro" con buenos resultados y menor riesgo de lesión nerviosa.

Técnicas reparativas anatómicas

La reparación anatómica se reserva para lesiones de la fóvea (clase 2 y 3 de Atzei) o radiales tipo Palmer 1D. Es característico en las lesiones foveales observar como se levanta el disco al introducir el palpador por debajo de él y tirar hacia arriba (signo del gancho). La sutura foveal se puede realizar mediante implantes biodegradables como los utilizados en la inestabilidad de hombro que transfixian el hilo de sutura y quedan fijados en la cabeza del cúbito en la fóvea. Se introduce por un portal 6R accesorio más proximal y puede realizarse por visión directa a través del portal 6R convencional o un portal foveal.

Una forma más sencilla de realizar la fijación es colocar un arpón a través del portal 6U ampliado, anclado en la fóvea y utilizar recuperadores tipo "suture-lasso" para pasar los hilos del arpón a través del disco y realizar su fijación en la fóvea.

LESIONES 1C Y 1D

Ambas lesiones son susceptibles de tratamiento artroscópico. En las 1C se realiza un retensado de los ligamentos a través de un portal 6U. Para las lesiones radiales, se puede realizar la sutura a través de complejas suturas transóseas que atraviesan el radio o bien por sistemas como el descrito para la fijación foveal con mini-implantes que permiten realizar la sutura con mayor facilidad. No obstante, el disco central y las inserciones radiales son avasculares, por lo que su sutura tiene como objetivo mantener la estabilidad de la articulación ARCD y no la cicatrización de la lesión.

LESIONES TIPO 2

En estos casos se realiza un desbridamiento de las lesiones inestables del disco como se realiza en las tipo 1A asociado un fresado de la cabeza del cúbito de unos 2-3 mm en los casos de cúbito plus (técnica de wafer o de la oblea) [Fig. 8]. En casos de inestabilidad lunotriquetal asociada (tipo 2D) se debe realizar una osteotomía de acortamiento cubital con el fin de realizar un retensado de los ligamentos cúbitocarpianos. En estos casos, está contraindicado la técnica de wafer. Los tipos 2E deben tratarse con cirugía de secuelas, como técnicas de Sauve-Kapandji o Darrach y las artroplastias de ARCD.

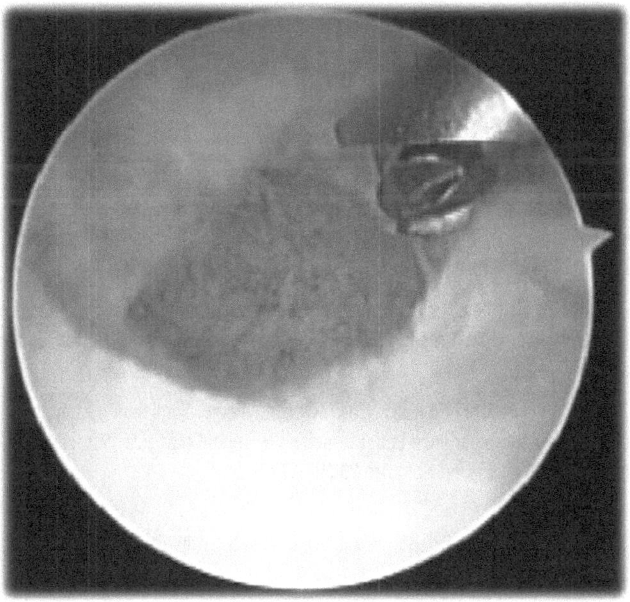

Figura 8. Ostetomía de Wafer ("en oblea") del cúbito distal en un paciente con una rotura degenerativa del CFCT en el contexto de una impactación ulno-carpal. La rotura central y el desbridamiento de la misma, permiten el acceso al cúbito distal y el "rebaje" por fresado con fresa artroscópica de 2,9 mm.

CONCLUSIONES

La lesión del CFCT es la causa más común de dolor del borde cubital de la muñeca. El diagnóstico se basa en la exploración clínica sobre todo y su tratamiento inicial debe ser conservador. Se debe tener en cuenta la localización de la rotura, la presencia de inestabilidad de la ARCD y si existen cambios degenerativos para orientar el tratamiento quirúrgico. La artroscopia permite tratar todas las lesiones de esta región anatómica y si bien no hay grandes diferencias con respecto al tratamiento abierto, tiene como ventaja un menor daño de las partes blandas y una mejor visualización de las lesiones.

BIBLIOGRAFÍA.

Adams BD, Holley KA. Strains in the articular disk of the triangular fibrocartilage complex: a biomechanical study. J Hand Surg Am 1993;18:919-25.

Anderson ML, Laeson AN, Moran SL, Cooney WP, Amrami KK, Berger RA. Clinical comparision of arthroscopic versus open repair of triangular fibrocartilage complex tears. J Hand Surg Am 2008;33:675-82.

Atzei A, Luchetti R, Fairplay T. Arthroscopic foveal repair of triangular fibrocartilage complex peripheral lesion with distal radioulnar joint instability. Tech Hand Upper Extrem Surg. 2008;12:226-35.

Blackwell RE, Jemison DM, Foy BD. The holmium:yttrium-aluminum garnet laser in wrist arthroscopy: a five-year experience in the treatment of central triangular fibrocartilage complex tears by partial excision. J Hand Surg Am 2001;26:77-84.

Carlsen B, Rizzo M, Moran S. Soft-tissue injuries associated with distal radius fractures. Operat Tech Orthop 2009;19(2):109.

Del Piñal F, Garcia-Bernal FJ, Cagigal L, Studer A, Regalado J, Thams C. A technique for arthroscopic all-inside suturing in the wrist. J Hand Surg Eur Vol. 2010;35:475-9.

Del Piñal F, Garcia-Bernal FJ, Pisani D, Regalado J, Ayala H, Studer A. Dry arthroscopy of the wrist: surgical technique. J Hand Surg Am. 2007;32:119-23.

Garcia-Lopez I, Delgado PJ, Abad JM, Garcia de Lucas F. Thermal energy for the arthroscopic treatment of tears of the fibrocartilage of the wrist. Acta Orthop Belg. 2012;78:719-23.

Moritomo H, Murase T, Arimitsu S, Oka K, Yoshikawa H, Sugamoto K. Change in the length of the ulnocarpal ligaments during radiocarpal motion: possible impact on triangular fibrocartilage complex foveal tears. J Hand Surg Am. 2008:33;1278-86.

Nakamura T, Takayama S, Horiuchi Y, Yabe Y. Origins and insertions of the triangular fibrocartilage complex: a histological study. J Hand Surg Br. 2001;26:446-54.

Palmer AK. Triangular fibrocartilage complex lesions: a classification. J Hand Surg Am 1989;14:594-606.

Tryfonidis M, Charalambous CP, Jass GK, Jacob S, Hayton MJ, Stanley JK. Anatomic relation of dorsal wrist arthroscopic portals ans superficial nerves: a cadaveric study. Arthroscopy. 2009;25:1387-90.

Westkawmper JG, Mitsionis G, Giannakopoulous PN, et al. Wrist arthroscopy for the treatment of ligament and triangular fibrocartilage complex injuries. Arthroscopy 1998;14:479-83.

CAPÍTULO 9. INESTABILIDAD DE LA ARTICULACIÓN RADIOCUBITAL DISTAL. Hernández Cortés, P., Cárdenas Grande, E.

INTRODUCCIÓN.

La articulación radiocubital distal (ARCD) se considera inestable cuando se pierde la relación normal de las superficies articulares en su arco de movilidad o en la trasferencia de cargas fisiológicas de forma puntual, permanente o recurrente (Kakar y García Elías, 2016).

La ARCD es una articulación trocoide diartrodial que constituye el vínculo distal entre el radio y el cúbito y actúa como pivote para la prono-supinación que oscila entre los 150º y 180º según las personas. La articulación radiocarpiana proporciona una rotación adicional de 30º. Debemos tener presente que en la prono-supinación es el radio el que gira sobre el cúbito, como elemento prácticamente fijo, en un eje que se extiende de la articulación radiocubital proximal (ARCP) a la fóvea de la cabeza cubital, y no al revés. La cinética de la ARCD es aún más compleja y suma pequeños movimientos de traslación y deslizamiento, quedando la cabeza del cúbito relativamente dorsal en pronación y palmar en supinación (af Ekenstam y Hagert, 1985).

A menudo partimos de la premisa que la anatomía ósea de la ARCD es intrínsecamente inestable, pues el diferente radio de curvatura de la cavidad sigmoidea menor y la cabeza del cúbito determinan una escasa constricción y se le concede el papel estabilizador principal al complejo del fibrocartílago triangular (CFCT) y a las partes blandas (PB) periarticulares. Este es un concepto cuando menos peligroso en el planteamiento terapéutico de una inestabilidad RCD. La ARCD es una hemiarticulación que completa a la ARCP, sólo un elemento más en la unidad funcional del antebrazo, que junto a la adecuada curvatura del radio permite una prono-supinación congruente, armónica y completa. La alteración de la anatomía ósea (por ejemplo, un callo vicioso) en cualquier punto del antebrazo puede afectar a la ARCD en forma de inestabilidad o bloqueo de la prono-supinación (Fig. 1 y 2).

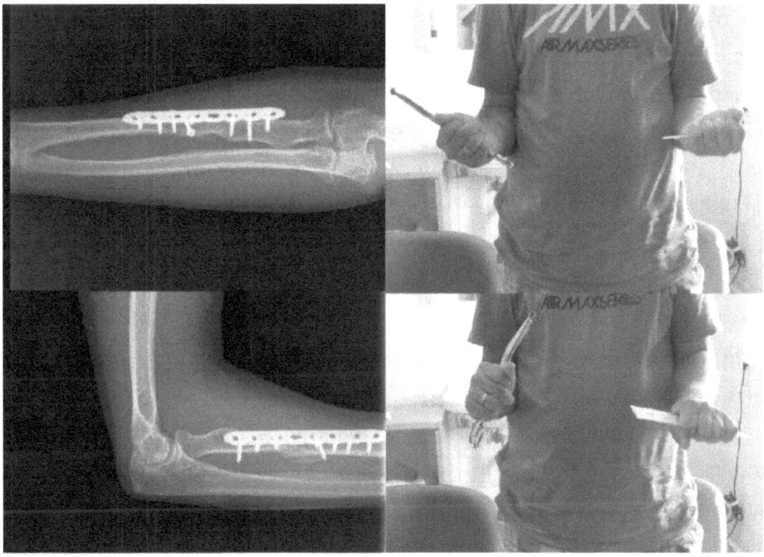

Figura 1. Pérdida de la curvatura pronadora del radio por fractura (radiografía de la izquierda), que se traduce en una pérdida del arco de rotación del antebrazo derecha.

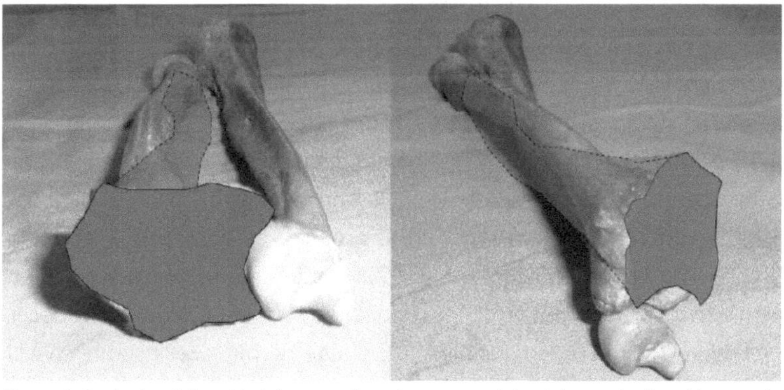

Figura 2. Cualquier deformidad ósea en el punto que sea del antebrazo dará un bloqueo de la pronosupinación, o si las partes blandas se elongan, una inestabilidad y luxación como se observa en la imagen de la derecha.

De aquí se deriva el primer axioma del tratamiento de la inestabilidad RCD: "La reconstrucción de PB sola, siempre fracasa en presencia de deformidad ósea o incongruencia articular" (Bowers, 1991).

Palmer y Werner (1981) postularon que el CFCT con los ligamentos radioulnares palmar y dorsal, era el principal estabilizador de partes blandas. Sin embargo, la controversia llega hasta el punto de carecer de acuerdo en la función de los ligamentos radioulnares distales. Schuind y cols (1991) en un estudio biomecánico en cadáver encuentran que el ligamento radio-ulnar dorsal (LRUD) aumenta su tensión en pronación y evita la luxación ulno-dorsal y el ligamento radio-ulnar palmar (LRUP) lo hace en supinación y evita la luxación ulno-palmar. Af Eckenstam y Hagert (1985) habían demostrado justo lo contrario. En la actualidad, un mejor conocimiento de la ultraestructura del CFCT permite diferenciar una porción superficial y otra profunda, cada una con sus ligamentos radioulnares palmares y dorsales y explicar la paradoja biomecánica mencionada. En pronación se tensa el LRUD superficial y el LRUP profundo y viceversa (Ward y cols, 2000).

En definitiva, para evitar la inestabilidad en cualquier sentido es necesaria la integridad de la porción palmar y dorsal del CFCT. Algunas técnicas quirúrgicas previamente publicadas que preconizaban la reconstrucción aislada del LRUD (Schecker y cols, 1994) en las luxaciones ulno-dorsales, ahora las entendemos al menos teóricamente como insuficientes.

El tendón del músculo cubital posterior (*Extensor carpi ulnaris* –ECU-) y su vaina, la cápsula articular, los ligamentos ulnocarpales y la membrana interósea (MIO) proporcionan una estabilidad estática adicional. Los estabilizadores dinámicos incluyen el pronador cuadrado y el músculo cubital posterior (Kleinman 2007). Estudios biomecánicos han demostrado que a pesar de la lesión del CFCT, si los estabilizadores secundarios están indemnes, la ARCD puede permanecer estable (Ward y cols, 2000).

DIAGNÓSTICO.

La inestabilidad de la ARCD puede ser difícil de diagnosticar porque sus síntomas y signos no siempre son específicos.

El paciente puede contar el antecedente de una caída con la muñeca en extensión y pronación. Generalmente se queja de dolor, inflamación o tensión en el borde cubital de la muñeca, así como pérdida de fuerza a la

prensión y resaltes fácilmente reproducibles en las luxaciones crónicas (menos en las subluxaciones). En las inestabilidades ulno-dorsales, se puede visualizar la prominencia del cúbito distal (signo de la tecla de piano), particularmente en pronación. En las inestabilidades ulno-palmares la prominencia de la cabeza cubital es más evidente en supinación y a veces se aquejan síntomas de compresión del nervio cubital.
Muchas de las lesiones de partes blandas incompletas pueden ser asintomáticas a menos que el paciente realice una prono-supinación en carga, es decir, una rotación axial mientras sujetan un peso. García-Elías y cols, (2008) describieron el "transverse loaded pronosupination test", que en la vida cotidiana tiene una analogía sencilla: El paciente que tiene dolor al verter agua a un vaso mientras sujeta una jarra llena.

La exploración debe comenzar en la muñeca contralateral asintomática que nos servirá de control.
Los movimientos de prono-supinación suelen ser dolorosos.
El test de traslación radiocubital o Balottement (Fig. 2, Capítulo 4) busca evidenciar una excursión patológica en la ARCD y debe explorarse en pronación, prono-supinación neutra y supinación. El signo de la tecla de piano es positivo cuando aplicando una fuerza de dorsal a palmar, se reduce la cabeza del cúbito en la cavidad sigmoidea del radio y se reproduce la subluxación con dolor al interrumpir la presión (Glowacki y Shin, 1999). El test del "push-off", originalmente descrito para el diagnóstico de las roturas del CFCT, consiste en levantarse de una silla con ayuda del apoyo de las manos sobre una mesa colocada enfrente del paciente. La inestabilidad se demuestra como una mayor depresión de la cabeza cubital en el lado afecto y a menudo despierta dolor (Adams y Berger, 2002). El dolor y la inflamación a nivel de la fóvea o área comprendida entre el tendón del FCU y la estiloides cubital (signo de la fóvea) puede indicar rotura de la porción profunda de los ligamentos radioulnares distales.
Deben descartarse la artritis radiocubital distal (disminución de la pronosupinación y crepitación), Impactación ulnocarpal (test de

Nakamura), inestabilidad del tendón del ECU o inestabilidad luno-piramidal (test del peloteo de Reagan).

Deben tomarse radiografías en proyección posteroanterior, lateral y oblícuas para evaluar fracturas, alineación carpiana, varianza radio-cubital y cambios inflamatorios en la ARCD. Incluso en las luxaciones radiocubitales distales permanentes, el diagnóstico radiográfico puede ser muy difícil. Los desplazamientos del cúbito distal con respecto al radio sólo pueden considerarse en una proyección lateral verdadera y en ausencia de deformidad ósea asociada. Pequeños grados de rotación del antebrazo conducen a malos diagnósticos. Algunos signos nos orientan sobre la bondad de la proyección, como pueden ser la superposición de los cuatro metacarpianos cubitales o la visualización de la superficie palmar del pisiforme equidistante del polo distal del escafoides y del hueso grande. La proyección antero-posterior mostrará un aumento de la distancia radio-ulnar en las inestabilidades ulno-dorsales y superposición en la contraria.
Si la sospecha existe a pesar de unas radiografías normales, se debe solicitar estudio TAC y/o RNM, pues particularmente, cuando se realizan con contraste permite evaluar de forma precisa la congruencia articular y el estado del cartílago (dos factores pronósticos muy importantes). Se ha sugerido que la TAC es la prueba de imagen de elección en la ARCD pues es la que mejor muestra los cortes anatómicos transversales (Fig. 3) y se han propuesto diferentes sistemas de evaluación de las subluxaciones radiocubitales distales, pero estos criterios diagnósticos aún permanecen controvertidos.

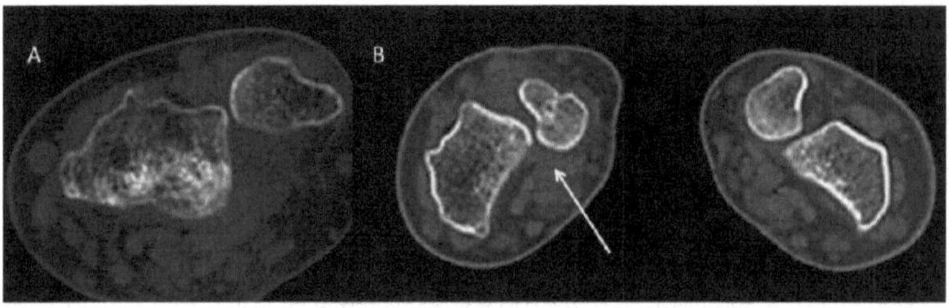

Figura 3. Cortes transversales de TAC de la ARCD. En caso A, se observa luxación ARCD dorsal y en B, Luxación palmar (flecha).

La TAC en las muñecas con subluxación de la ARCD debe realizarse con el antebrazo tanto en supinación como en pronación para detectar la inestabilidad dinámica, porque la ARCD puede reducirse en una posición y subluxarse en otra (Tay y cols, 2007).

Con el advenimiento de la Resonancia magnética de 3 Teslas (3T RNM), esta prueba se realiza en la mayoría de los protocolos diagnósticos de la inestabilidad de la ARCD, con o sin artrografía.

Mientras las lesiones radiales y centrales del CFCT, se diagnostican con cierta seguridad, las lesiones periféricas no son tan fáciles de evidenciar con la RNM (Anderson y cols, 2008; Hobby y cols, 2001; Haims y cols, 2002).

La artroscopia cierra el algoritmo diagnóstico con la exploración de la ARCD y CFCT.

CLASIFICACIÓN.

La inestabilidad crónica de la ARCD puede clasificarse atendiendo a diferentes criterios. Desde el punto de vista etiológico, podemos encontrar inestabilidades de origen postraumático, inflamatorio (como en la artritis reumatoide), congénitas o del desarrollo (como en la enfermedad de Madelung), tumorales y un largo etc.

Podríamos hablar de una clasificación anatómica cuando reseñamos la posición relativa de cúbito y radio en la pérdida de relación normal. Aunque es el radio el que gira en torno al cúbito, de manera arbitraria se toma como referencia la posición de este último en la definición de la luxación o inestabilidad. Así, en el plano coronal podemos hablar de inestabilidad dorsal (ulno-dorsal), palmar (ulno-palmar) y multidireccional. Sin embargo, no podemos olvidar las inestabilidades en el plano sagital conocidas bajo el epónimo de Essex-Lopresti que por su patomecánica y posibles variaciones preferimos denominar como disociaciones radio-cubitales longitudinales.

Buscando una aplicación práctica, se han descrito diferentes clasificaciones con orientación terapéutica, pero en la mayor de las simplificaciones, para nuestro algoritmo de tratamiento, distinguiremos entre inestabilidades por 1. Lesión de partes blandas (CFCT, cápsula, membrana interósea), 2. Inestabilidades por lesión ósea primaria como fracturas y consolidaciones viciosas (con el tiempo elongan y hacen insuficientes las estructuras ligamentosa, circunstancia común en los niños) y 3. Inestabilidades que combinan lesión ósea y ligamentosa (Kleinman, 2007).

TRATAMIENTO QUIRÚRGICO.

El algoritmo quirúrgico se desarrolla según la respuesta a 4 preguntas secuenciales (Kakar y García-Elías, 2016): 1.¿Está sano el cartílago articular de la ARCD?, 2.¿Hay deformidad ósea asociada?, 3.¿Es reparable el CFCT?, 4.¿Cuál es la dirección de la luxación o subluxación?[1] Obviando la cuarta cuestión, esto nos permite establecer las siguientes posibilidades:

1. Inestabilidad con daño del cartílago articular. Puede darse el caso que las inestabilidades de largo tiempo de evolución con la cabeza del cúbito subluxada sobre los bordes de la cavidad sigmoidea presenten una erosión sustancial del cartílago articular. Cuando el cartílago articular está dañado la función articular no mejorará con una reparación ligamentosa. En estos casos debemos tratar tanto la inestabilidad como la lesión degenerativa mediante técnicas "paliativas o de salvamento" (ver capítulo 11) que eliminen la articulación degenerada entre el cúbito y el radio (resección completa o parcial del cúbito distal, procedimiento de Sauvé-Kapandji o sustitución con prótesis de ARCD). En cualquier caso, siempre tendremos en cuenta que casi todas estas técnicas de "salvamento" conllevan una tasa considerable de inestabilidad del muñón cubital, por lo que con una inestabilidad previa debemos esperar resultados peores que cuando tratamos una artrosis radiocubital distal pura.

2. Inestabilidad con cartílago articular sano y deformidad ósea asociada.

La consolidación viciosa de una fractura en cualquier topografía del antebrazo altera la relación radio-cubital y puede conducir a una disrupción gradual de las estructuras estabilizadoras de partes blandas

[1] Los autores plantean como 4º interrogante si hay luxación del ECU, pero porque el artículo no sólo se centra en la inestabilidad ARCD, por eso hemos sustituido la 4ª pregunta por la dirección de la luxación.

de la ARCD con el tiempo. En otras ocasiones, deformidades intraarticulares condicionan una pérdida de tensión de los ligamentos radioulnares y por tanto, una inestabilidad. Bowers en 1991 y Oda y cols, en 2007 defienden que la osteotomía correctora en el punto donde ocurrió la consolidación viciosa restablece la ARCD sin necesidad de una reparación formal del CFCT en la mayoría de los casos. En pacientes seleccionados con historia de fractura de la escotadura sigmoidea del radio o que en la TAC presentan un aplanamiento de la misma, una osteoplastia de la escotadura sigmoidea mediante la técnica de Wallwork y Bain (2001) puede proporcionar buenos resultados.
Se han descrito numerosas situaciones en las que coexiste una inestabilidad de la ARCD con lesiones óseas en el antebrazo, pero las mas frecuentes son las secuelas de las fracturas de la extremidad distal del radio y la fractura-luxación de Galeazzi.

¿Qué intensidad, localización y orientación deben presentar las deformidades óseas para condicionar una inestabilidad en la ARCD?, ¿Sería suficiente con tratar la deformidad ósea para restablecer la estabilidad en la muñeca?
Para contestar a la primera cuestión disponemos de los estudios biomecánicos *in vitro*, los más numerosos, y los *in vivo*, en pacientes con secuelas de fracturas de antebrazo.
Los estudio de "laboratorio biomecánico" han mostrado que la consolidación viciosa del radio distal desplazan el eje de rotación normal del antebrazo (Adams, 1993), reducen la congruencia articular (Kihara y cols, 1996), limitan la pronosupinación (Kihara y cols, 1996; Bronstein y cols, 1997) y alteran la tensión de los tejidos del CFCT (Adams, 1993; Schuind y cols, 1991).
Kihara mostró que una angulación dorsal de más de 20º afecta a la estabilidad de la ARCD. La repercusión de la deformidad es tanto mayor cuanto más proximal se localice. Adams (1993), demostró que la alteración cinemática de la ARCD era mayor con el acortamiento del radio que con la pérdida de la inclinación radial o el volteo dorsal.
La deformidad rotacional rara vez es considerada, sin embargo se ha demostrado que la deformidad en supinación del radio distal está

presente en las deformidades dorsales, mientras la deformidad en pronación se puede encontrar en las consolidaciones viciosas volares, que son las que más limitan la supinación (Prommesberger y cols, 2004). Sin embargo, *in vivo* no siempre se refrendan estos resultados. Moore y cols (2002), realizan un estudio biomecánico *in vivo* mediante TAC en 9 pacientes con un radio distal mal consolidado uniateral (al menos 15º de alteración de la inclinación articular y acortamiento > 2 mm) para cuantificar como afecta la cinemática de la ARCD. En contraposición de los hallazgos de los estudios *in vitro*, no encuentra cambios sustanciales en el eje de rotación ni en la cinemática del radio durante la pronación y supinación. Esta discrepancia tiene una explicación lógica y relevante: La falta de adaptación de las partes blandas a las deformidades óseas, que en el vivo precisan un tiempo.

Mikic (1975) publicó una serie de 125 fracturas luxaciones de Galeazzi. La luxación y subluxación de la ARCD recidivó en numerosos casos, en pacientes en los que la reducción y fijación fue inadecuada, pero también en muchos casos en los que la reducción y fijación fue correcta. La localización de la fractura en relación con la longitud global del radio se ha propuesto como posible predictor de inestabilidad RCD después de la reducción y síntesis abierta. Raskin y Rettig (2001) clasificaron las fracturas luxaciones de Galeazzi según el trazo de fractura asentara a menos o más de 7,5 Cm de la faceta semilunar del radio (tipo I y II respectivamente). En su serie 55% (12 de 22) eran inestables después de la síntesis del radio en el tipo I y sólo 6% (1 de 18) en la tipo II (Fig. 4). Otros estudios demuestran una tasa de recurrencia de inestabilidad mayor en las fracturas más distales.

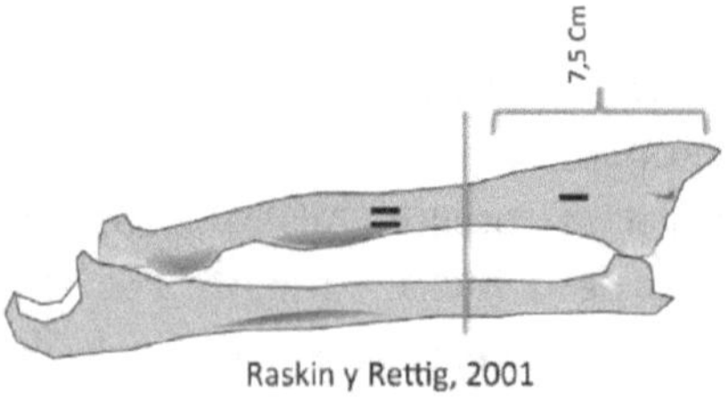

Figura 4. División de las fracturas-Luxaciónes de Galeazzi según el nivel de fractura por los criterios de Raskin y Rettig (2001).

Hay una entidad bien reconocida en niños y adolescentes que la motivan y que consiste en la consolidación viciosa de una fractura de radio en su mitad distal con una angulación 10-20º volar. Esta deformidad determina que la ARCD alcance la posición de máxima supinación antes que la mano esté completamente supinada, bloqueando esta rotación. Puede que la máxima supinación se consiga a base de elongar los ligamentos RCD.

La segunda pregunta era ¿Es suficiente tratar sólo la alteración ósea? La respuesta puede no tener discusión para fracturas intraarticulares que afecten a la ARCD, pero es mucho más controvertida para las deformidades extraarticulares.

Aún negando la probable simultaneidad de la lesión del CFCT en las fracturas del radio, la deformidad produciría con el tiempo la elongación de los estabilizadores blandos y se reconoce la trascendencia de los cambios en la dimensión del espacio interóseo y la adaptación de la IOM como describen Tarr y cols (1984). Para algunos autores, la osteotomía correctora puede reestabilizar la ARCD sin reparación adicional de partes blandas (Bowers, 1991; Chidgey, 1998).

Sin embargo esto no es tan categórico, Oda y cols (2007) reportan 3 casos de inestabilidad volar asociada a consolidación viciosa de diáfisis radial tratadas satisfactoriamente por osteotomía correctora, no a nivel del sitio original de la fractura, si no en el radio distal. Los 3 pacientes tuvieron un alivio del resalte doloroso y audible con la supinación y mejoraron la estabilidad, aunque la exploración dirigida mediante la prueba de la traslación radio-cubital era positiva. Trousdale y Linscheid (1995) concluyen que en las consolidaciones viciosas del antebrazo, la osteotomía correctora de uno o los dos huesos del antebrazo en el primer año puede mejorar dramáticamente la función del antebrazo. Después del primer año, los resultados son menos predecibles por la contracción o elongación secundaria de las partes blandas.

Oda, hace referencia a un artículo de la literatura japonesa: Maki en 2001, publica los resultados operatorios de 4 casos de inestabilidad volar con consolidación viciosa radial mediante osteotomía y plastia ligamentosa con *palmaris longus*. Sus resultados sugerían que la osteotomía de la malaunión no surtió muy buen resultado, incluso con la reparación simultánea del CFCT. Concluye que si la osteotomía se realiza a nivel de la fractura primitiva, es técnicamente difícil ajustar la congruencia de la ARCD (Fig. 5).

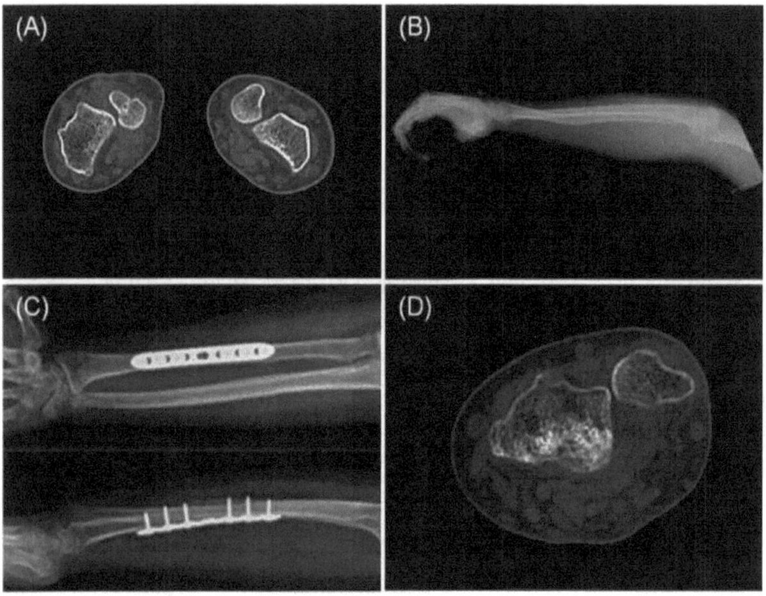

Figura 5. La corrección de las deformidades óseas es más complicada cuanto más proximales se localicen. Secuelas de fractura-luxación de Galeazzi en antebrazo izquierdo (B), la paciente presentaba una luxación ARCD palmar crónica (A). Se intentó corregir con una osteotomía de radio a nivel de la deformidad y resultó en la inestabilidad inversa (C y D).

3. Inestabilidad con cartílago articular sano, deformidad ósea corregida o ausente y CFCT reparable. Si persiste un test de traslación radio-ulnar positivo tras la corrección de las deformidades óseas, debemos proceder a una reparación de las PB. Aceptaremos que las avulsiones de la inserción cubital del CFCT son las más desestabilizantes. Si tras la inspección artroscópica o a cielo abierto se confirma la lesión y queda tejido suficiente y de calidad, realizaremos una reinserción del CFCT abierta (Hermansdorfer, 1991; Sennwald 1995) o artroscópica (Oda, 2007; Atzei y cols, 2008) preferentemente a la fóvea (Fig. 6).

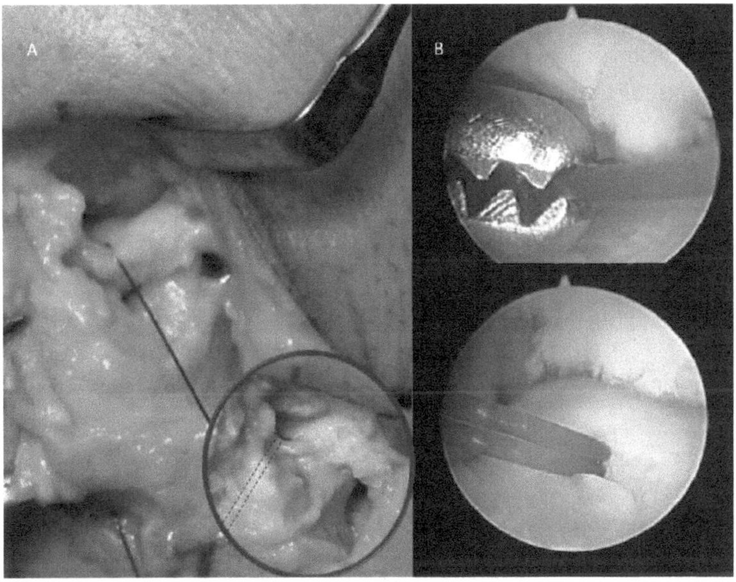

Figura 6. Reinserción del CFCT, a la izquierda (A) por cirugía abierta según el procedimiento descrito por Hermansdorfer, y a la derecha (B) sutura artroscópica.

4. Inestabilidad con cartílago articular sano, deformidad ósea corregida o ausente y CFCT irreparable.

Cuando el CFCT es irreparable, pero el cartílago articular está sano y no hay deformidad ósea asociada o la hemos corregido, la reconstrucción o plastia del CFCT es la mejor opción para tratarla inestabilidad ARCD. Se han descrito numerosas técnicas, que a efectos prácticos se podrían clasificar en tres grandes grupos (Fig. 7): 1. **"Ligadura radioulnar" directa extrínseca a la articulación y otros procedimientos no anatómicos** (plicaturas capsulares, plastias con retináculo extensor, etc). Aunque estas técnicas pueden mejorar la estabilidad radiocubital y los síntomas relacionados, adolecen de deficiencias biomecánicas significativas que a veces se pagan con limitación de la prono-supinación. 2. **Reconstrucción indirecta de la "hamaca ulnocarpal" o tenodesis.** Entre ellas, hemos realizado algún caso con la técnica de Hui y Lindscheid (1982), que entendemos que puede tener una buena indicación en la insuficiencia crónica de los ligamentos ulnocarpales (Fig. 8). 3. **Reconstrucción anatómica de los ligamentos radioulnares distales.** Scheker en 1994, describe la reconstrucción del ligamento radio-ulnar dorsal para las luxaciones dorsales. Los últimos conocimientos sobre el CFCT dejan en entredicho el fundamento biomecánico de esta reconstrucción. Kuzma en 1994, y Adams y Berger en 2002 describen la reconstrucción de ambos ligamentos radiocubitales distales con injerto tendinoso.

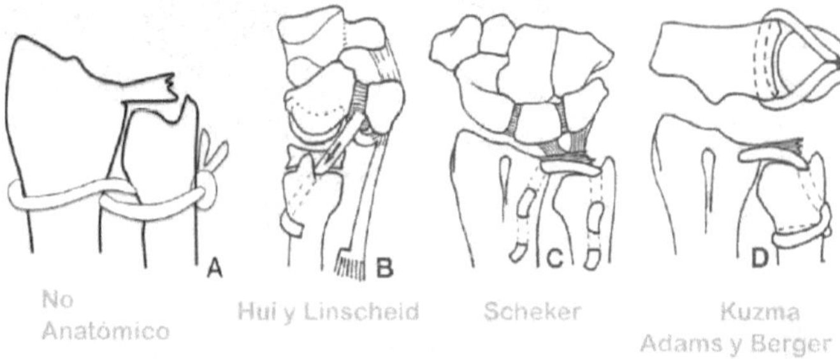

Figura 7. Tipos de plastias de los ligamentos radio-ulnares distales (LRUD) del CFCT: A: Extraarticular no anatómico. B: "En hamaca". C: Reconstrucción aislada del LRUD dorsal y D: Reconstrucción completa y anatómica de los LRUD palmar y dorsal.

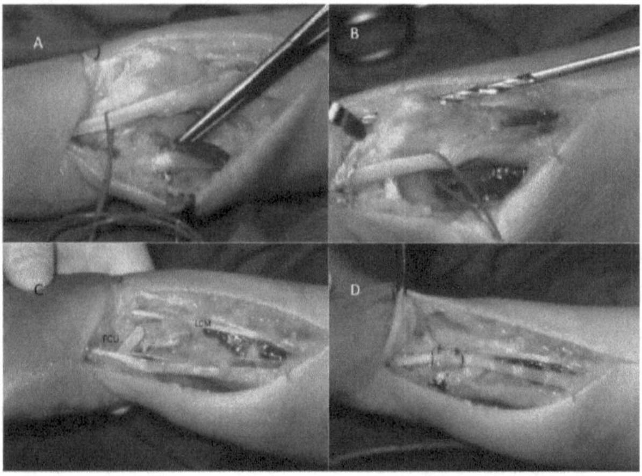

Figura 8. Plastia de Hui y Linscheid. A: Abordaje longitudinal medial entre ECU que se encuentra fuera de su vaina y FCU que presenta el disector. B: Realización de un túnel óseo con broca de 4.0 mm en la cabeza del cúbito (CC). C: Paso de una lazada con hemitendón del FCU que reduce la CC. Recentraje del ECU con plastia del retináculo (Spinner Kaplan).

La técnica quirúrgica de Adams para la reconstrucción anatómica de los ligamentos radioulnares distales, es la siguiente: Se realiza una incisión dorsal entre el 5º y 6º compartimento extensor. Una vez abierto el retináculo, se desplaza el extensor propio del 5º dedo hacia radial y se abre la cápsula ARCD mediante una incisión en "L" que determina un colgajo triangular que se retrae proximalmente para exponer las superficies articulares y el CFCT proximal, del que debemos preservar sus porciones no lesionadas. Después se eleva el periostio del 4º compartimento, en el margen dorsal de la escotadura sigmoidea radial. Se realiza entonces un túnel de posterior a anterior mediante una broca canulada de 3,5 mm inmediatamente proximal a la fosa semilunar del radio y 5 mm radial a la escotadura sigmoidea, con apoyo fluoroscópico (Fig. 9).

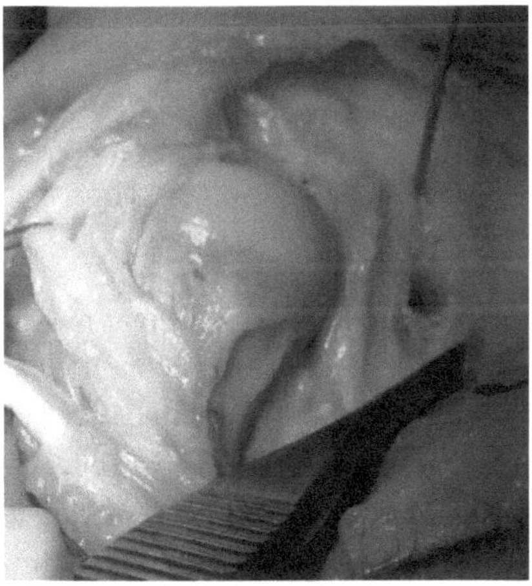

Figura 9. Abordaje dorsal a la ARCD. El colgajo capsular está retraído en sentido ulnar por un punto tractor. La aguja intramuscular marca el nivel de la articulación radio-carpiana en la faceta del semilunar. Se ha realizado un túnel óseo de dorsal a palmar inmediatamente proximal a la fosa semilunar del radio y 5 mm radial a la escotadura sigmoidea.

Posteriormente se realiza un segundo túnel con la misma broca desde el borde subcutáneo del cuello del cúbito hasta la fóvea (Fig. 10). En este paso corremos el riesgo de fracturar la cortical. La salida del túnel radial se expone mediante un abordaje longitudinal de 3-4 cm, proximal al pliegue palmar distal, entre el pedículo neurovascular cubital y los flexores de los dedos.

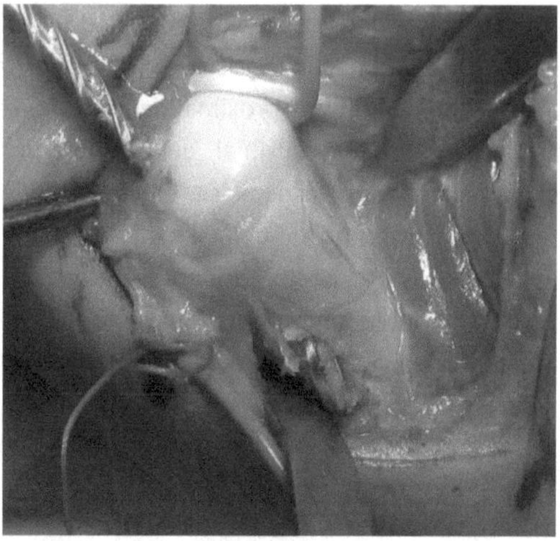

Figura 10. Túnel en la fóvea del cúbito con broca de 3,5 mm. Emerge en el cuello del cúbito. Hay que cuidar no producir una fractura.

Un injerto tendinoso, generalmente de palmar menor (Fig. 11) se pasa a través del túnel de dorsal a palmar. Con un hemostato recto, se recupera el cabo palmar bajo los restos del CFCT (Fig. 12 y 13). Ambos cabos se pasan entonces a través del túnel cubital para emerger a nivel del cuello y rodearlo en direcciones opuestas. Uno de los cabos pasará entre el cúbito y la vaina del ECU (Fig. 14). Con el antebrazo en rotación neutra y la ARCD en compresión manual, se suturan las dos porciones del injerto tendinoso sobre la parte dorsal del cuello del cúbito. Se cierran la cápsula y el retináculo extensor dejando el extensor propio del 5º subcutáneo y se inmoviliza el miembro en una férula braquiopalmar en pronosupinación neutra durante tres semanas, en férula antebraquial durante tres semanas más y ortesis antebraquial de uso intermitente hasta que se recupere la movilidad y la fuerza, otros dos meses.

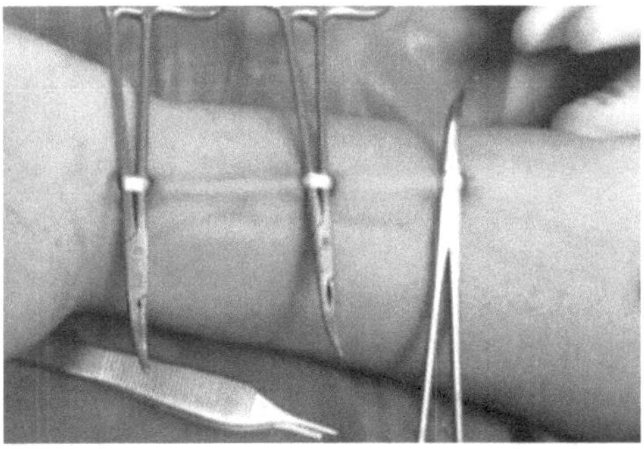

Figura 11. Toma de autoinjerto de *Palmaris Longus* por 2 ó 3 pequeñas incisiones.

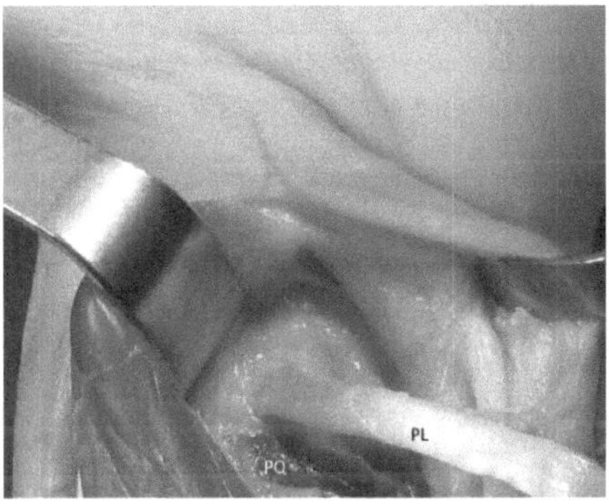

Figura 12. Paso del autoinjerto de *Palmaris Longus* (PL) por el túnel óseo del radio de palmar a dorsal. En la imagen pequeño abordaje palmar entre flexores de los dedos a la izquierda y FCU con el paquete vasculo-nervioso cubital a la derecha. El túnel queda inmediatamente distal al pronador cuadrado (PQ).

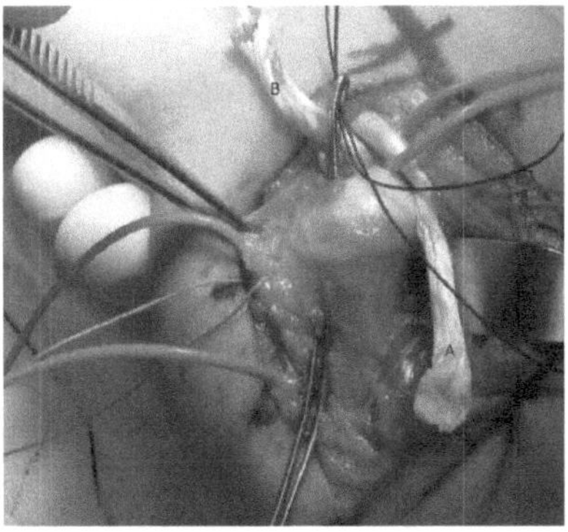

Figura 13. Desde la incisión dorsal emerge el cabo "A" del injerto por el túnel radial y el cabo "B" bajo los restos del CFCT. Con un pasa-hilos se reconducen ambos por el túnel cubital.

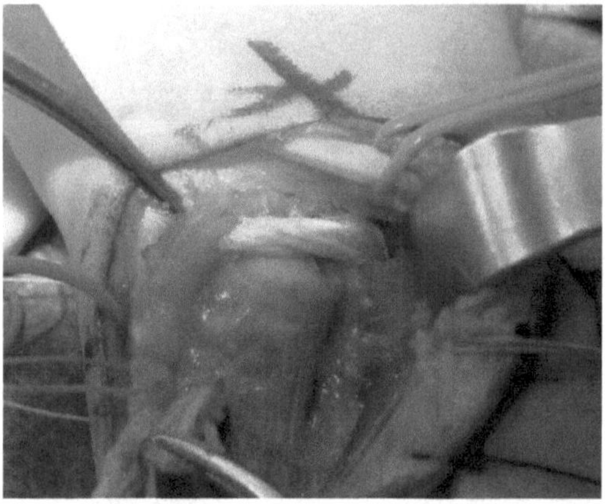

Figura 14. Tensionando los dos cabos por el túnel cubital, se reduce y estabiliza la ARCD. Los dos cabos envuelven el cuello del cúbito y se suturan sobre si mismos.

Las series publicadas por estos y otros autores, aunque cortas y con un seguimiento medio escaso, arrojan buenos resultados, con una tasa de estabilización de 85,71% y 82-87% de recuperación de la prono-supinación fisiológica.

Mención especial merece que esta última reconstrucción es hoy día posible mediante asistencia artroscópica y nos remitimos al artículo de Atzei de 2009.

BIBLIOGRAFÍA.

Adams BD, Berger RA. An anatomic reconstruction of the distal radioulnar ligaments for posttraumatic distal radioulnar joint insta- bility. J Hand Surg Am. 2002;27(2):243e251.

Adams BD. Effects of radial deformity on distal radioulnar joint mechanics. J Hand Surg Am. 1993;18(3):492-8.

af Ekenstam F, Hagert CG. Anatomical studies on the geometry and stability of the distal radio ulnar joint. Scand J Plast Reconstr Surg. 1985;19(1):17e25.

Anderson ML, Skinner JA, Felmlee JP, Berger RA, Amrami KK. Diagnostic comparison of 1.5 Tesla and 3.0 Tesla preoperative MRI of the wrist in patients with ulnar-sided wrist pain. J Hand Surg Am. 2008;33(7):1153e1159.

Atzei A, Rizzo A, Luchetti R, Fairplay T. Arthroscopic foveal repair of triangular fibrocartilage complex peripheral lesion with distal radioulnar joint instability. Tech Hand Up Extrem Surg. 2008;12(4): 226e235.

Atzei A. New trends in arthroscopic management of type 1-B TFCC injuries with DRUJ instability. J Hand Surg Eur Vol. 2009 Oct;34(5):582-91.

Bowers WH. Instability of the distal radioulnar articulation. Hand Clin. 1991 May;7(2):311-27.

Bronstein AJ, Trumble TE, Tencer AF. The effects of distal radius fracture malalignment on forearm rotation: a cadaveric study. J Hand Surg Am. 1997;22(2):258-62.

Chidgey LK. Treatment of acute and chronic instability of the distal radio-ulnar joint. Hand Clin. 1998;14(2):297-303.

Garcia-Elias M, Lluch AL, Ferreres A, Lluch A, Lhamby F. Transverse loaded pronosupination test. J Hand Surg Eur Vol. 2008;33(6):765-7.

Glowacki KA, Shin LA. Stabilization of the unstable distal ulna: the Linscheid-Hui procedure. Tech Hand Up Extrem Surg. 1999;3(4): 229e236.

Haims AH, Schweitzer ME, Morrison WB, et al. Limitations of MR imaging in the diagnosis of peripheral tears of the triangular fibrocartilage of the wrist. AJR Am J Roentgenol. 2002;178(2): 419e422.

Hermansdorfer JD1, Kleinman WB. Management of chronic peripheral tears of the triangular fibrocartilage complex. J Hand Surg Am. 1991 Mar;16(2):340-6.

Hobby JL, Tom BD, Bearcroft PW, Dixon AK. Magnetic resonance imaging of the wrist: diagnostic performance statistics. Clin Radiol. 2001;56(1):50e57.

Hui FC, Linscheid RL. Ulnotriquetral augmentation tenodesis: a reconstructive procedure for dorsal subluxation of the distal radio- ulnar joint. J Hand Surg Am. 1982;7(3):230e236.

Kakar S, García-Elías M. The "Four-Leaf Clover" Treatment Algorithm: A Practical Approach to Manage Disorders of the Distal Radioulnar Joint. J Hand Surg Am. 2016;41(4):551e564.

Kihara H, Palmer AK, Werner FW, Short WH, Fortino MD. The effect of dorsally angulated distal radius fractures on distal radioulnar joint congruency and forearm rotation. J Hand Surg Am. 1996;21(1):40-7.

Kleinman WB. Stability of the radioulnar joint. Biomechanics, pathophysiology, physical diagnosis and restoration of functionwhat we have learned in 25 years. J Hand Surg Am. 2007;32(7): 1086e1106.

Mikić ZD. Galeazzi fracture-dislocations. J Bone Joint Surg Am. 1975;57(8):1071-80.

Moore DC, Hogan KA, Crisco JJ 3rd, Akelman E, Dasilva MF, Weiss AP. Three-dimensional in vivo kinematics of the distal radioulnar joint in malunited distal radius fractures. J Hand Surg Am. 2002;27(2):233-42.

Oda T, Wada T, Isogai S, Iba K, Aoki M, Yamashita T. Corrective osteotomy for volar instability of the distal radioulnar Joint associated with radial shaft malunion. J Hand Surg Eur Vol. 2007;32(5):573-7.

Palmer AK, Werner FW. The triangular fibrocartilage complex of the wrist—anatomy and function. J Hand Surg Am. 1981, 6: 153–162.

Prommersberger KJ, Froehner SC, Schmitt RR, Lanz UB. Rotational deformity in malunited fractures of the distal radius. J Hand Surg Am. 2004;29(1):110-5.

Rettig ME, Raskin KB. Galeazzi fracture-dislocation: a new treatment-oriented classification. J Hand Surg Am. 2001;26(2):228-35.

Scheker L, Belliappa P, Acosta R, German DS. Reconstruction of the dorsal ligament of the triangular fibrocartilage complex. J Hand Surg Br 1994;19:310–318.

Schuind F, An KN, Berglund L, et al. The distal radio-ulnar ligaments: a biomechanical study. J Hand Surg Am. 1991;16(6). 1106e1014.

Schuind F, An KN, Berglund L, Rey R, Cooney WP 3rd, Linscheid RL, Chao EY. The distal radioulnar ligaments: a biomechanical study.J Hand Surg Am. 1991;16(6):1106-14.

Sennwald GR, Lauterburg M, Zdravkovic V. A new technique of reattachment after traumatic avulsion of the TFCC at its ulnar insertion. J Hand Surg Br. 1995 Apr;20(2):178-84.

Tarr RR, Garfinkel AI, Sarmiento A. The effects of angular and rotational deformities of both bones of the forearm. An in vitro study. J Bone Joint Surg Am. 1984;66(1):65-70.

Tay SC, Berger RA, Tomita K, et al. In vivo three-dimensional displacement of the distal radioulnar joint during resisted forearm rotation. J Hand Surg Am. 2007;32(4):450e458.

Trousdale RT, Linscheid RL. Operative treatment of malunited fractures of the forearm. J Bone Joint Surg Am. 1995;77(6):894-902.

Wallwork NA, Bain GI. Sigmoid notch osteoplasty for chronic volar instability of the distal radioulnar joint: a case report. J Hand Surg Am. 2001;26(3):454-9.

Ward LD, Ambrose CG, Masson MV, Levaro F. The role of the distal radioulnar ligaments, interosseous membrane, and joint capsule in distal radioulnar joint stability. J Hand Surg Am. 2000;25(2): 341e351.

CAPÍTULO 10. SÍNDROME DE IMPACTACIÓN ULNOCARPAL

Hernández Cortés, P., De Torres Urrea, J.

INTRODUCCIÓN.

El síndrome de impactación es un espectro de lesiones de carácter degenerativo producidas por una sobrecarga de la articulación entre el cúbito distal y el carpo. Es una causa común de dolor en el aspecto ulnar de la muñeca. Puede ocurrir en cualquier muñeca, pero es más frecuente cuando existe una varianza ulnar positiva, constitucional o adquirida, como en las consolidaciones viciosas del radio distal, escisión de la cabeza del radio o cierre fisario prematuro del radio (Fig. 1).

El conflicto mecánico se puede establecer entre la cúpula ulnar y el carpo o la estiloides y el carpo.

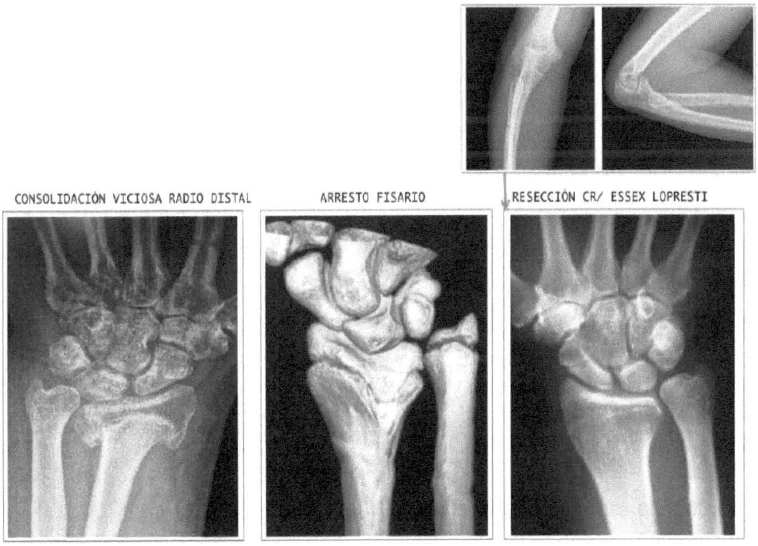

Figura 1. Causas frecuentes de "cúbito plus" e impactación ulno-carpal.

BIOMECÁNICA.

En condiciones normales, (varianza 0), la articulación ulnocarpal resiste el 18% de las fuerzas que cruzan la muñeca y el CFCT es crítico en la transmisión de estas cargas (Nakamura y cols, 1996).

La pronación y supinación normal abraca un arco de movimiento de 150º. El movimiento de la ARCD no es solo rotacional, hay componentes de movimiento axial y traslacional. El movimiento axial se debe al cruce entre cúbito y radio durante la pronación que produce cambios en la varianza cubital de hasta 2 mm. La traslación dorsal y palmar del radio ocurre respectivamente en supinación y pronación. Palmer y Werner (1981) demostraron que los cambios de longitud del cúbito aparejan cambios en la transmisión de las fuerzas. Un aumento de 2,5 mm incrementa la presión en un 42%, mientras que un acortamiento de la misma longitud, reduce la presión sólo en un 4%.

Existe una relación inversa entre la longitud del cúbito y el grosor del CFCT. Es de más grosor en pacientes con cúbito minus compensando la transmisión de fuerzas. Aunque es menos común, puede producirse una impactación ulno-carpal con una varianza neutra o negativa. Tanto el movimiento de pronación del antebrazo como la prensión, resultan en un aumento relativo de la longitud del cúbito (Kleinman, 2007). Por el contrario, en algunas muñecas con cúbito plus, el aumento de longitud del cúbito en pronación y prensión, tiende a la subluxación dorsal de la cabeza del cúbito y con ello, disminuye la presión sobre el carpo.

La impactación del cúbito distal en el carpo produce dolor y deterioro progresivo del CFCT, cúpula de la cabeza ulnar, aspecto ulnar del semilunar, piramidal y ligamento luno-piramidal (Greenberg, 2009) [Fig. 2].

PRESENTACIÓN.

Generalmente, el inicio de los síntomas es insidioso. Los pacientes se quejan de dolor cubital de la muñeca y ocasionalmente, inflamación local y/o alteración de la movilidad de la muñeca o rotación del antebrazo. Los síntomas se exacerban con la pronación, prensión y desviación cubital. No todos los pacientes son sintomáticos y los hay que no padecen dolor a pesar de signos sugerentes de impactación en la radiografía.

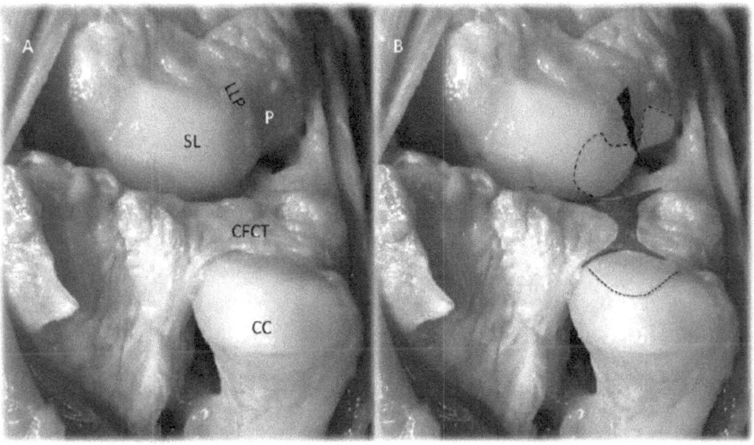

Figura 2. Anatomía Patológica del Síndrome de Impactación Ulno-carpal: Rotura degenerativa del complejo fibrocartílago articular (CFCT), lesión condral de la cabeza del cúbito (CC), semilunar (SL) y piramidal (P) y rotura del Ligamento Luno-Piramidal (LLP).

DIAGNÓSTICO.

Se basa en criterios clínicos y se confirma por estudios radiográficos. Debe realizarse un estudio completo de la muñeca para descartar otros diagnósticos de dolor ulnar de la muñeca: artrosis pirámido-pisiforme, artrosis de la articulación radio-cubital distal (ARCD), tendinosis o subluxación del ECU o neuropatía de la rama sensitica dorsal del NC. El test de "stress ulnocarpal" fue descrito por Nakamura en 1997. Se coloca la muñeca en la máxima desviación cubital y se comprime en sentido axial, a la vez que se realizan movimientos pasivos de rotación del antebrazo de supinación a pronación. Es positivo cuando se reproduce el dolor. La realización de la desviación cubital con muñeca en pronación o en supinación completa, lo que evalúa es la impactación estilocarpal. Como se puede apreciar en la Fig. 3, la impactación con la cabeza del cúbito ha de realizarse en prono-supinación intermedia. Estas maniobras pueden ser positivas también con otras lesiones del aspecto ulnar de la muñeca. Cuando se interesa el ligamento lunopiramidal, los test de Reagan y Kleinman serán positivos. Es muy importante evaluar si la ARCD es dolorosa o padece inestabilidad porque condiciona el tratamiento. Siempre se compara con muñeca contralateral.

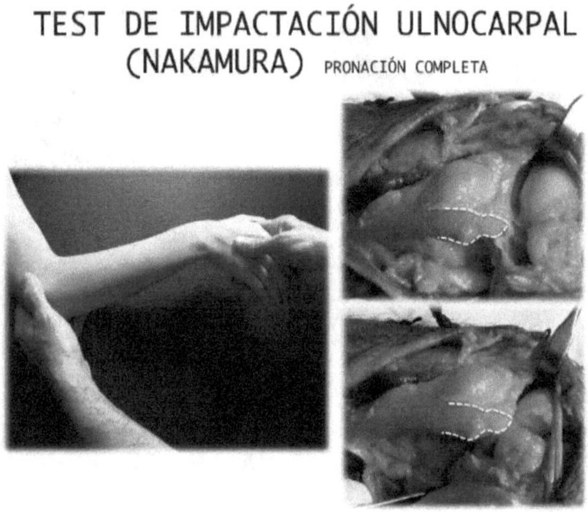

Figura 3.A. La realización de la compresión en desviación cubital con la muñeca en pronación completa, lo que reproduce (como se aprecia en la imagen de disección de la derecha) es un choque entre estiloides y el aspecto ulnar del carpo. Obsérvese como se compromete el ligamento Luno-Piramidal (imagen inferior derecha).

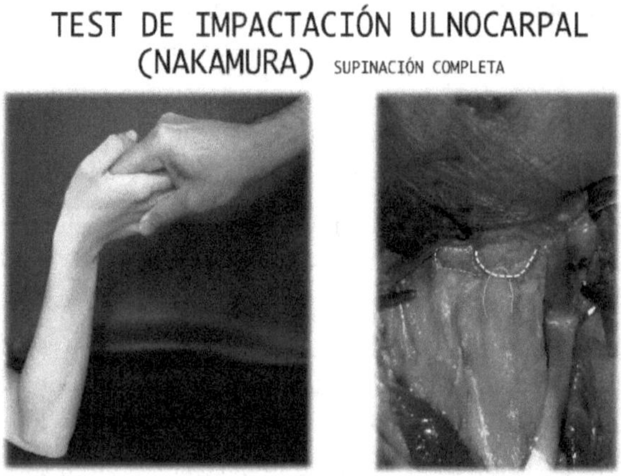

Figura 3.B. La realización de la compresión en desviación cubital con la muñeca en supinación completa, lo que reproduce de nuevo es un choque entre estiloides y el aspecto ulnar del carpo.

TEST DE IMPACTACIÓN ULNOCARPAL (NAKAMURA) PRONOSUPINACIÓN INTERMEDIA

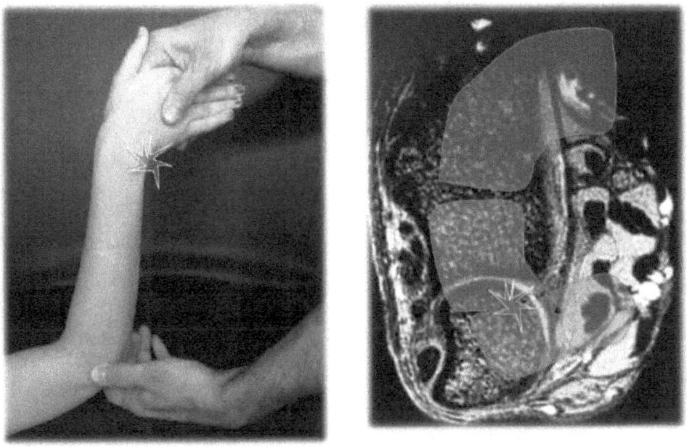

Figura 3.C. La realización de la compresión en desviación cubital con la muñeca en prono-supinación intermedia, como se comprueba en las imágenes superpuestas de RNM lo que reproduce es el choque entre la cabeza del cúbito (y no la estiloides) y el aspecto ulnar del carpo.

ESTUDIOS DE IMAGEN.

Se debe realizar radiografía en proyección antero-posterior(AP) para determinar la varianza cubital. Se toma con el codo flexionado a 90º y prono-supinación intermedia. Se puede realizar otra proyección en pronación para valorar la varianza ulnar dinámica. Se deben buscar otras lesiones como una consolidación viciosa del radio distal.

Son signos indirectos la esclerosis subcondral o cambios quísticos en la cúpula del cúbito, esquina ulnar del semilunar y radial del piramidal (Fig. 4). En los casos avanzados, pueden apreciarse cambios artrósicos en la articulación ulnocarpal. Una mega-apófisis estiloides puede sugerir impactación estilo-carpal (Fig.5). También debe valorarse la inclinación de la ARCD según la clasificación de Tolat en anticipación de una posible osteotomía de acortamiento. En la radiografía lateral se valorará la subluxación dorsal de la ARCD. La Resonancia Magnética (RNM) , aunque no imprescindible mostrará el edema de las regiones óseas afectadas. La artro-RNM es útil para valorar la integridad del CFCT o ligamento luno-piramidal (Fig. 6).

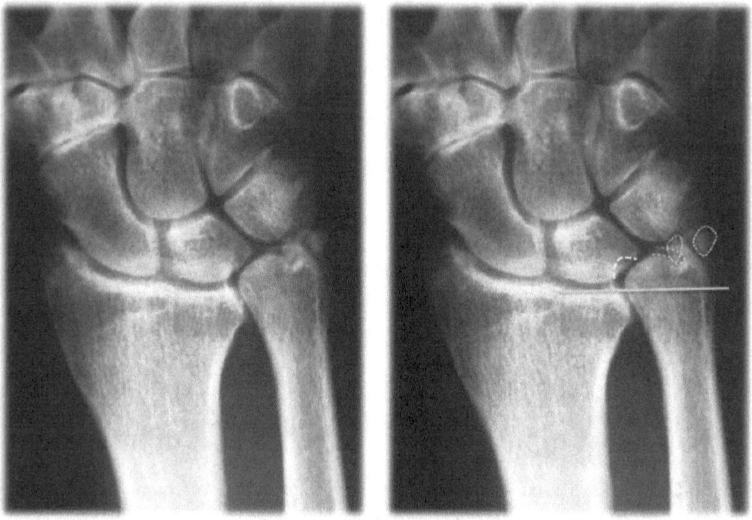

Figura 4. Signos radiográficos frecuentes en el síndrome de impactación ulno-carpal: Cúbito plus y ulceración del aspecto ulnar del semilunar y de la cabeza del cúbito.

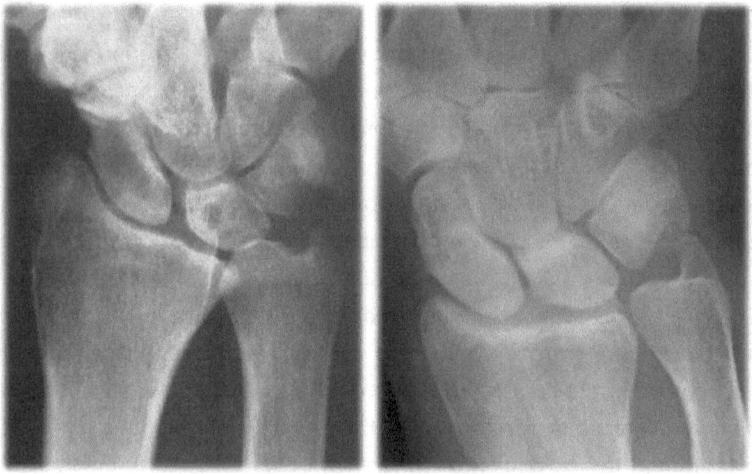

Figura 5. Aspecto radiográfico del pinzamiento ulno-carpal (izquierda) y pinzamiento estilo-carpal (derecha).

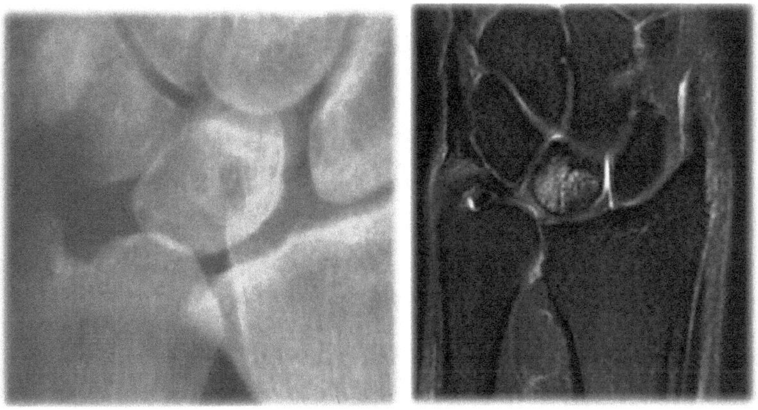

Figura 6. Aspecto radiográfico del pinzamiento ulno-carpal (izquierda) Imagen de RNM donde es llamativo el edema (señal hiperintensa) del semilunar (derecha).

Las lesiones de partes blandas que se asocian al síndrome de impactación ulno-carpal se clasifican de acuerdo con la descripción de las lesiones degenerativas o tipo II de Palmer (1989)

TRATAMIENTO.

El tratamiento quirúrgico de la impactación ulno-carpal está indicado cuando el conservador fracasa. Aunque se han descrito varias alternativas, las dos opciones quirúrgicas son la osteotomía de acortamiento cubital (Chun y Palmer, 1993) y la resección de la cúpula del cúbito distal (Procedimiento de "wafer") introducida por Feldon y cols (1992).

Debe intentarse un tratamiento conservador durante 6 a 12 semanas antes de considerar ninguna operación. Incluye reposo, inmovilización, modificación de la actividad, AINEs o corticoides locales.

El objetivo del tratamiento quirúrgico es disminuir la longitud del cúbito en relación al radio y por consiguiente la carga que recibe la articulación ulno-carpal.

Si fracasa, los dos tratamientos considerados de primera línea son las ya comentadas Osteotomía de acortamiento del cúbito y la técnica de "wafer" (Fig. 7).

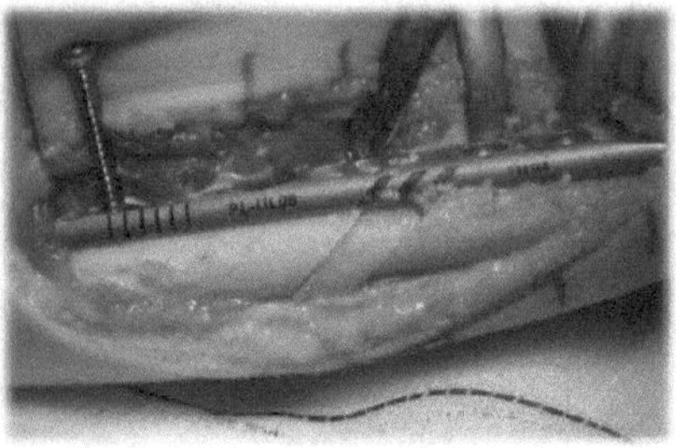

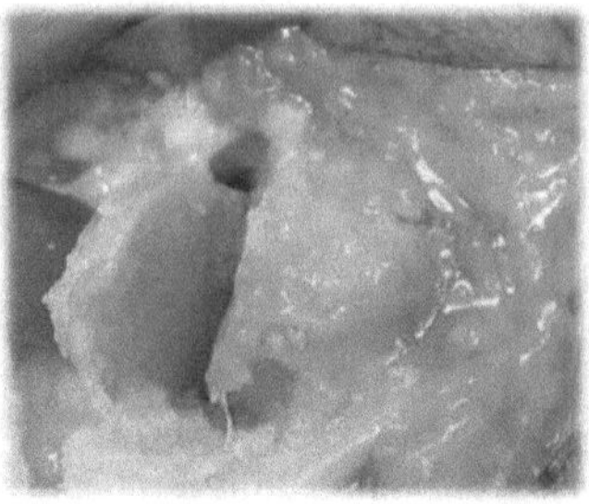

OSTEOTOMÍA DE ACORTAMIENTO CUBITAL (MILCH)

"WAFER" (FELDOM)

Figura 7. Opciones de tratamiento quirúrgico en el síndrome de impactación ulnocarpal: acortamiento cubital (izquierda), y osteotomía de cúpula cubital o procedimiento de Wafer (derecha).

Aunque no tan bien conocidas, se han descrito variantes del procedimiento de "wafer" en las que la osteotomía de resección conserva el cartílago de la cúpula ulnar (Barry y cols, 2008) .
Cuando coexiste patología de la ARCD o cambios degenerativos, se pueden considerar los procedimientos de salvamento de la ARCD o las endoprótesis.
Finalmente, en caso de cúbito plus adquirido (por ejemplo por fractura de extremidad distal del radio), el cirujano debe considerar la corrección del problema subyacente en el radio, en contraposición al acortamiento del cúbito.

OSTEOTOMÍA DE ACORTAMIENTO CUBITAL.

Fue descrita por Milch en 1941 para el tratamiento de las secuelas de las fracturas del radio distal (hacía la osteosíntesis con cerclaje de alambre).

En algunas situaciones es preferible al procedimiento de "wafer". Por ejemplo en: 1. Cubito plus asociado a estiloides prominente; 2. Impactación ulnocarpal con subluxación dorsal del cúbito, Beak y cols, (2005) demostraron que la osteotomía de acortamiento reduce la subluxación (Fig. 8); 3. Cuando el acortamiento precisado sea superior a

2-3 mm (límite del "wafer"); 4. En casos de inestabilidad relativa o lesión de los ligamentos ulnocarpales, se acepta una estabilización.

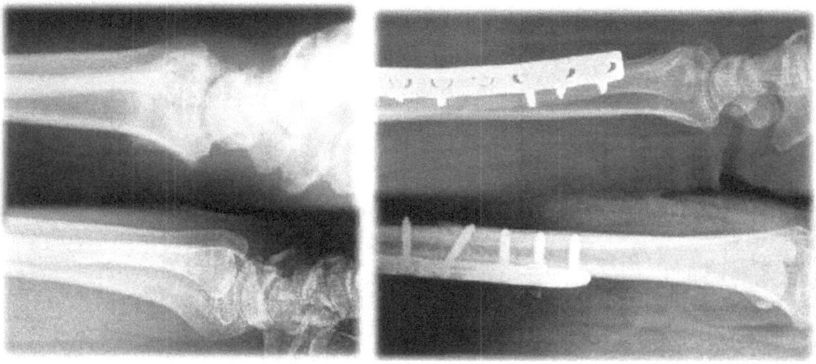

Figura 8. La osteotomía de acortamiento del cúbito tiende a reducir la subluxación dorsal de la ARCD preoperatoria (izquierda), como se aprecia en el control radiográfico (derecha).

La osteotomía se indica clásicamente a nivel de la unión del tercio medio y distal. Se ha descrito transversa, oblícua o en escalonada y la fijación se realiza con una placa de compresión de 3,5 mm (Chen y Wolfe, 2003). La incisión se propone sobre el borde subcutáneo del cúbito entre los tendones del *Flexor Carpi Ulnaris* (FCU) y *Extensor Carpi Ulnaris* (ECU) de longitud en relación con el tamaño de la placa, pero siempre proximal a 4 cm de la estiloides cubital. La placa debe fijarse con 3 tornillos bicorticales proximales y 3 distales. Como al realizar la osteotomía el segmento distal quedará inestable, se recomienda brocar un tornillo distal antes de realizar la osteotomía. En las varianzas positivas, el acortamiento pretende un cúbito con varianza 0 o -1mm. En los pacientes con varianza neutra o negativa, la magnitud de la resección depende de la varianza dinámica con el antebrazo en pronación y prensión.

Tenemos disponibles sistemas de fijación que incorporan guías de osteotomía y placas de compresión, que permiten un acortamiento muy preciso (Rayhack y cols, 1993) [Fig. 7].

En el postoperatorio se deja una férula durante dos semanas y después se sustituye por una ortesis articulada por encima del codo. La unión se espera a los 3 meses. Los resultados funcionales son en general muy buenos (Fig. 9). Las complicaciones más frecuentes son el retardo de consolidación, pseudoartrosis e interferencias del material. La tasa de pseudoartrosis es aproximadamente del 5%, pero puede incrementarse dependiendo de algunas variables como ser fumador, o la técnica quirúrgica (lesión térmica, no desperiostizar o como propone Rayhack realizar una osteotomía oblícua, aunque otros estudios reportan el mismo tiempo de consolidación que la transversa).

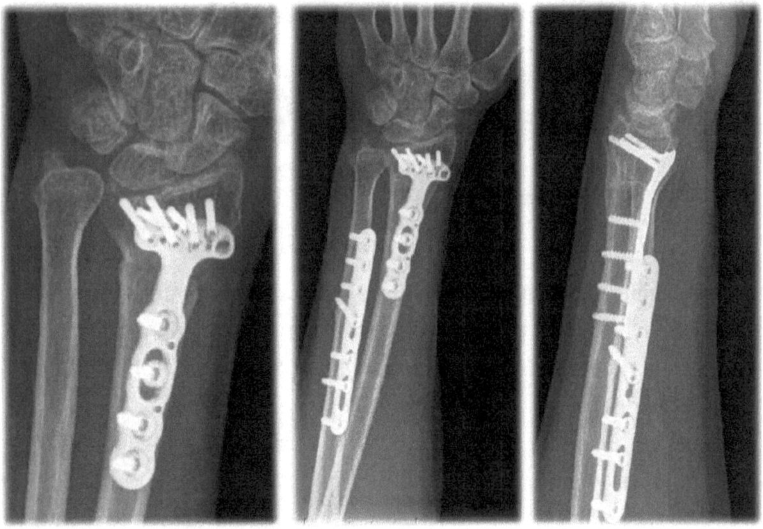

Figura 9. La osteotomía de adición radial con placa DVR no consiguió corregir la discrepancia radio-cubital distal(izquierda). Una osteotomía de acortamiento cubital por técnica de Rayhack realizada posteriormente, nivela la articulación como se aprecia en el control radiográfico (derecha).

Otra complicación es la protrusión del material de osteosíntesis o dolor relacionado. Algunos cirujanos retiran la placa 1-2 años después, pero no es necesario en todos los pacientes. Los nuevos implantes de bajo perfil, solucionan en parte este problema. La colocación de la placa por vía volar, al contrario que en la cara dorsal o cubital, también disminuyen la necesidad de extracción del material de osteosíntesis. Además, esta cara es más plana y ancha, y por tanto más cómoda para la aplicación de la placa.

El acortamiento cubital debe evitarse en pacientes con cambios artrósicos en la ARCD o en las ARCD Tolat III (Tolat y cols, 1996), por el aumento de presión articular que supondrían (Fig. 10).
A veces se puede combinar la artroscopia con el acortamiento cubital para tratar el CFCT, aunque es discutible su rentabilidad.

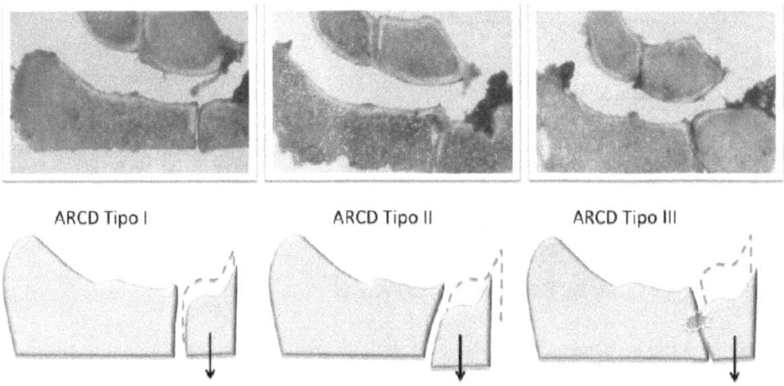

Figura 10. La oblicuidad tipo III de la ARCD es una contraindicación relativa para la osteotomía de acortamiento de cúbito, pues aumentaría la presión intraarticular con el riesgo de dolor postoperatorio y evolución a artrosis ARCD.

Diferentes estudios biomecánicos han demostrado que el acortamiento cubital aumenta la presión en la articulación ARCD, independientemente de la forma de la ARCD (Canham y cols, 2015). Esto puede explicar que una de las complicaciones de la osteotomía de acortamiento cubital sea la instauración de una artrosis secundaria de la ARCD. En este sentido hemos querido ver una influencia de la membrana interósea (MIO) [Fig. 11]. El acortamiento del cúbito tensaría la Banda Distal Oblicua de la MIO, lo que resultaría en una mayor compresión entre la cabeza del cúbito y la cavidad sigmoidea del radio. En este sentido, dado la disponibilidad de pequeñas placas de cúbito distal, la osteotomía distal evitaría el efecto de tensionado de la MIO (Fig. 12) y probablemente la zona metafisaria, más proclive a la consolidación, resultaría en menos problemas de no unión (Henry, 2009).

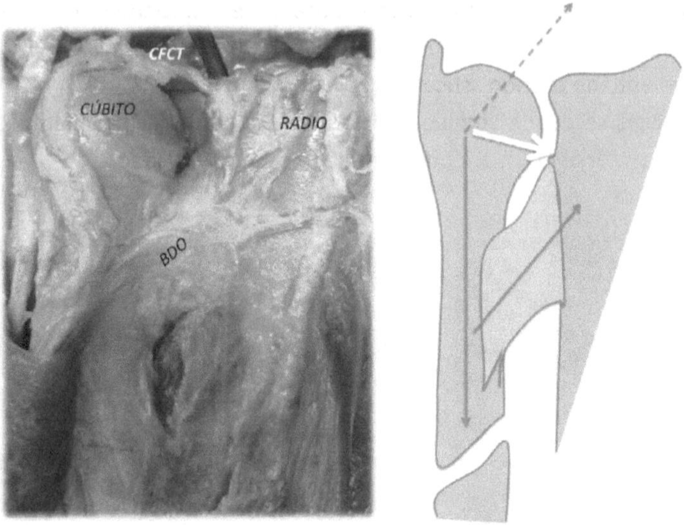

Figura 11. Como se observa en el esquema de la derecha, que corresponde a la disección anatómica de la izquierda, el acortamiento del cúbito tensa la banda distal oblicua de la membrana interósea (BDO) y la cabeza del cúbito se comprime contra le radio por el vector de fuerzas resultante.

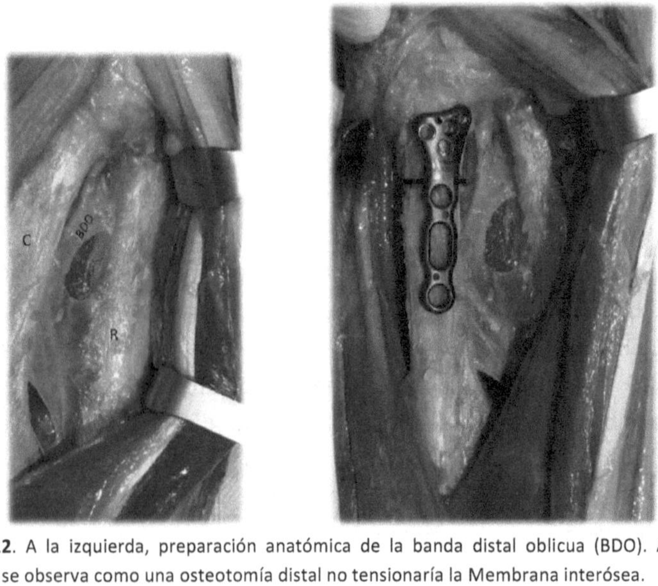

Figura 12. A la izquierda, preparación anatómica de la banda distal oblicua (BDO). A la derecha se observa como una osteotomía distal no tensionaría la Membrana interósea.

EL PROCEDIMIENTO "WAFER".

Fue descrito por Feldon en 1992 y consiste en la resección de una oblea de la cúpula de la cabeza del cúbito. Inicialmente se describió como un procedimiento abierto, pero también se puede realizar por artroscopia (Fig. 13). Constantine y cols en 2000, compararon la osteotomía de acortamiento cubital y el "wafer", encontrando resultados equivalentes en términos de alivio del dolor y función de la muñeca; sin embargo, el acortamiento cubital requería más cirugía de revisión, retirada de material de osteosíntesis o padecía retardos de consolidación.

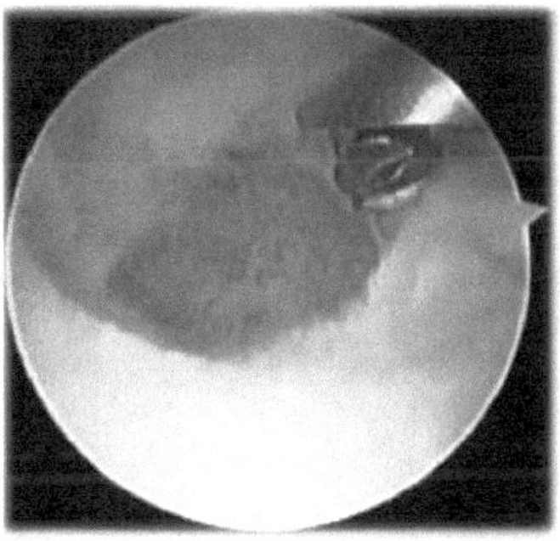

Figura 13. Operación de "Wafer" por artroscopia. El portal de visión es 3-4 y a través del 6R se introduce un terminal motorizado con una broca para resección de una "oblea" distal de la cabeza del cúbito, a través de una rotura central del CFCT.

La primera ventaja del wafer es la ausencia de pseudoartrosis y necesidad de retirada de material. Se puede realizar en ARCD Tolat III. Las limitaciones del wafer son un acortamiento de 2-3 mm y no más. No soluciona el pinzamiento estilocarpal, la subluxación dorsal del cúbito, ni tensa los ligamentos ulnocarpales. Por un abordaje dorso-ulnar convencional, se puede realizar la resección de la oblea de 2-3 mm, con sierra oscilante, conservando la inserción foveal del CFCT.

El wafer artroscópico se realiza con una fresa motorizada después del desbridamiento central del CFCT (Fig. 13). En la resección, la visualización se mejora con movimientos de pronosupinación. Se aconseja el uso de fluoroscopio intraoperatorio. Si el CFCT no está perforado (IIA y IIB) se puede perforar con buen resultado. La resección de la parte central descarga el área ulnocarpal.

Al igual que en la osteotomía de acortamiento del cúbito, se ha descrito el riesgo de artrosis ARCD (Canham y cols, 2015), por incremento relativo de las presiones articulares, dado que disminuye la superficie de contacto (Fig. 14).

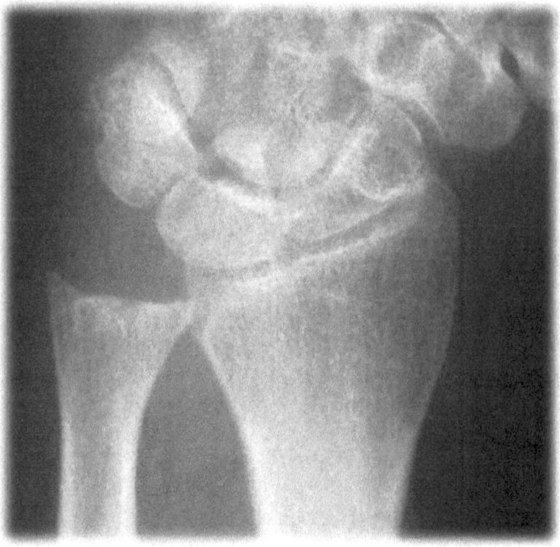

Figura 14. Operación de "Wafer". Obsérvese como ha disminuido la superficie articular de contacto entre cúbito y cavidad sigmoidea del radio, lo que se traduce en un incremento relativo de la presión articular y una posible evolución a artrosis ARCD.

IMPACTACIÓN ESTILOCARPAL.

Diferenciarle del pinzamiento ulnocarpal es importante, porque no es apto para el "wafer". Tomaino y cols en 2001 publica una serie de 5 pacientes en los que reseca la estiloides, distal al CFCT con buenos resultados. Todos tenían un cúbito minus 3-7 mm y una estiloides mayor que el tamaño normal de 3 a 6 mm.

BIBLIOGRAFÍA.

Baek GH, Chung MS, Lee YH, Gong HS, Lee S, Kim HH. Ulnar shortening osteotomy in idiopathic ulnar impaction syndrome. J Bone Joint Surg Am. 2005;87(12):2649-54.

Barry JA, Wadih S, Macksoud MD. Cartilage-retaining Wafer Resection Osteotomy of the Distal Ulna. Clin Orthop Relat Res 2008; 466:396–401.

Canham CD, Schreck MJ, Maqsoodi N, Messing S, Olles M, Elfar JC. Distal Radioulnar Joint Reaction Force Following Ulnar Shortening: Diaphyseal Osteotomy Versus Wafer Resection. J Hand Surg Am. 2015;40(11):2206e2212.

Chen NC, Wolfe SW. Ulna shortening osteotomy using a compression device. J Hand Surg 2003;28A:88–93.

Chun S, Palmer AK. The ulnar impaction syndrome: follow-up of ulnar shortening osteotomy. J Hand Surg Am. 1993;18(1):46-53.

Constantine KJ, Tomaino MM, Herndon JH, Sotereanos DG. Compar- ison of ulnar shortening osteotomy and wafer resection procedure as treatment for ulnar impaction syndrome. J Hand Surg 2000;25A:55– 60.

Feldon P, Terrono AL, Belsky MR. The "wafer" procedure: partial distal ulnar resection. Clin Orthop Relat Res. 1992;275:124–129.

Greenberg JA. Reconstruction of the Distal Ulna: Instability, Impaction, Impingement, and Arthrosis. J Hand Surg 2009;34A:351–356.

Henry M. Subcapital ulnar shortening osteotomy. J Hand Microsurg 2009; 1(2):103-107.

Kleinman WB. Stability of the distal radioulnar joint: biomechanics, pathophysiology, physical diagnosis, and restoration of function what we have learned in 25 years. J Hand Surg Am 2007;32:1086–106.

Milch H. Cuff resection of the ulna for malunited Colles' fracture. J Bone Joint Surg Am 1941;23(2):311–313.

Nakamura R, Horii E, Imaeda T, et al. The ulnocarpal stress test in the diagnosis of ulnar-sided wrist pain. J Hand Surg Br 1997; 22:719–23.

Nakamura T, Yabe Y, Horiuchi Y. Functional anatomy of the triangular fibrocartilage complex. J

Hand Surg Br. 1996, 21: 581–586.

Palmer AK, Werner FW. The triangular fibrocartilage complex of the wrist—anatomy and function. J Hand Surg Am. 1981, 6: 153–162.

Palmer AK. Triangular fibrocartilage complex lesions: a classification. J Hand Surg Am. 1989, 14: 594–606.

Tolat AR, Stanley JK, Trail IA. A cadaveric study of the anatomy and stability of the distal radioulnar joint in the coronal and transverse planes. J Hand Surg Br 1996;21:587–94.

Tomaino MM, Weiser RW. Combined arthroscopic TFCC debride- ment and wafer resection of the distal ulna in wrists with triangular fibrocartilage complex tears and positive ulnar variance. J Hand Surg Am. 2001;26(6):1047e1052.

CAPÍTULO 11. ARTROSIS/ARTRITIS DE LA ARTICULACIÓN RADIOCUBITAL DISTAL. CIRUGÍA DE SALVAMENTO.

Hernández Cortés, P., Toledo Romero, MA.

INTRODUCCIÓN.

La artrosis primaria de la articulación radio-cubital distal (ARCD) es poco frecuente, sin embargo cuando existe una discrepancia de longitud radio-cubital por una fractura de radio distal, o se produce una lesión del complejo fibrocartílago triangular (CFCT) o cualquiera de las estructuras de partes blandas que rodean al cúbito distal, se altera la cinética y cinemática de la ARCD y puede desarrollarse una artrosis secundaria o postraumática (Weiss y Rodner, 2007). Las lesiones traumáticas regionales o a distancia (por ejemplo, lesión de Essex Lopresti) también son un precursor de la artrosis de la ARCD.

Por otra parte, la artritis reumatoide y otras enfermedades articulares inflamatorias afectan usualmente a la ARCD y la articulación ulnocarpal (Blank y Cassidy, 1996). La sinovitis en sí, es suficiente como para destruir la articulación, pero la lesión secundaria de los ligamentos ulno-carpianos se traduce en inestabilidad y desalineación, que contribuyen al deterioro del cartílago articular (Glowaki, 2005).

Algunas alteraciones del desarrollo como la deformidad de Madelung pueden determinar una marcada merma de longitud del radio, desalineación radiocarpiana, desestructuración de la ARCD y pinzamiento ulnocarpal (Arora y cols, 2006; Carter y Ezaki 2000).

Finalmente, y como se puede entender en el capítulo de "impactación ulno-carpal", algunos procedimientos quirúrgicos sobre el cúbito distal pueden favorecer la aparición de cambios degenerativos en la articulación (acortamiento del cúbito, osteotomía de wafer) y podemos hablar de artrosis iatrogénica de la ARCD.

En el tratamiento quirúrgico del dolor cubital de la muñeca, es esencial identificar con exactitud la fuente del dolor, y en este sentido, los bloqueos anestésicos de las áreas comprometidas en el diagnóstico diferencial son de especial ayuda (Weiss y Rodner, 2007).

Cuando una ARCD dolorosa presenta extensos daños en el cartílago articular (Fig.1), el tratamiento quirúrgico no tiene muchas más posibilidades que el sacrificio de la articulación, bien sea en forma de resección completa o parcial del cúbito distal, mediante una artrodesis, o alternativamente, la sustitución por una prótesis.

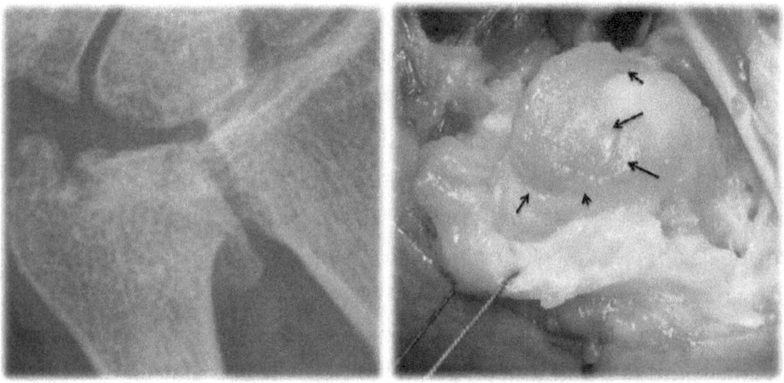

Figura 1. Imagen radiográfica de artrosis primaria de la ARCD a la izquierda. Imagen intraoperatoria de artrosis ARCD, donde se pueden apreciar los daños en el cartílago de la cabeza del cúbito (flechas).

PROCEDIMIENTOS QUIRÚRGICOS DE SALVAMENTO.

Se alude con este término al conjunto de procedimientos operatorios que se emplean para el tratamiento de la artrosis ARCD avanzada y sintomática. Siempre hemos manifestado nuestra perplejidad con esta expresión, derivada sin duda del inglés, pues todos ellos cursan con el sacrificio de la cabeza del cúbito de forma más o menos extensa y por tanto, no "salvan" nada.

Aunque existen muchas variantes técnicas, se pueden agrupar en (Fig.2):

1. Resección completa del cúbito distal (popularmente conocida como Operación de Darrach).
2. Resección parcial del cúbito distal (Hemirresección de Bowers, Matched Ulna de Watson).

3. Artrodesis ARCD combinada con pseudoartrosis intencional proximal u operación de Sauvé-Kapandji.

Los procedimientos de resección, alcanzaron una gran difusión y durante décadas se han publicado tasas de resultados satisfactorios superiores al 80% en el control del dolor y ganancia de movilidad (Grawe y cols, 2012).

Operación de Darrach.

En 1912 William Darrach presentó en la Sociedad de Cirugía de Nueva York un paciente con una luxación palmar inveterada del cúbito distal tratada mediante resección subperióstica de su "pulgada inferior".

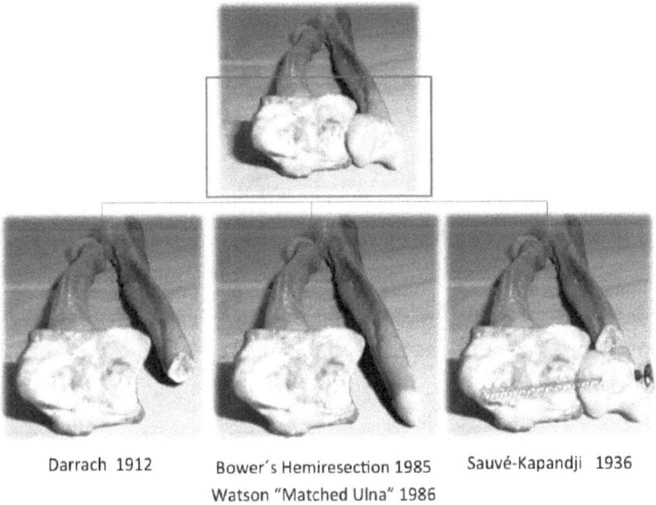

Figura 2. Representación de los métodos más comunes de cirugía de "salvamento" de la articulación ARCD.

El atribuyó la idea al Dr. Kirby Dwight, aunque el procedimiento fue mencionado primero por Dessault y más tarde por Moore, Von Lesser, Lauestein, Van Lannep, y Angus (Spar, 2007). En cualquier caso, fue Darrach quien especificó la indicación y los principios técnicos de la operación y el procedimiento ahora lleva su nombre (Fig. 3 y Fig. 4).

Nosotros preferimos el abordaje dorso-ulnar, entre los tendones del *Extensor Carpi Ulnaris* (ECU) y el *Extensor Digiti Mínimi* (EDM) y no el abordaje cubital puro, frecuentemente sugerido, entre el ECU y Flexor Carpi Ulnaris (FCU), pues pensamos que la rama sensitiva dorsal del Nervio Cubital tiene más riesgo de lesión. Después de incidir y elevar el retináculo extensor, bien sobre el ECU o el EDM, se expone la cápsula articular entre dichos tendones y se realiza capsulotomía que se continua con la incisión del periostio, que se refleja de los últimos 3 cm del cúbito distal. Se realiza una osteotomía de los 2,5 cm o menos del cúbito, proximal a la estiloides, o a nivel del límite proximal de la escotadura sigmoidea. Se ha aconsejado brocar primero la cortical y luego completar el corte con escoplo pequeño y afilado o pinza gubia. Sin embargo, nosotros preferimos utilizar una sierra oscilante, que es más rápida y precisa. El fragmento distal se libera y la estiloides cubital es osteotomizada en su base y se deja *in situ*. El manguito de periostio y la cápsula articular se cierra para proporcionar una firme inserción a la estiloides cubital con el ligamento colateral. La herida quirúrgica se cierra por planos del modo habitual. Darrach aconsejó no colocar férula alguna e insistió en la movilización en las primeras 24 horas, sin embargo tengo la impresión de postoperatorios más confortables si se coloca una férula o una ortesis que bloquee la pronosupinación durante 2 semanas. Se han descrito algunas modificaciones técnicas para estabilizar el muñón cubital distal, aunque probablemente, el gesto que más influye en el resultado funcional de la operación es el tamaño del segmento resecado.

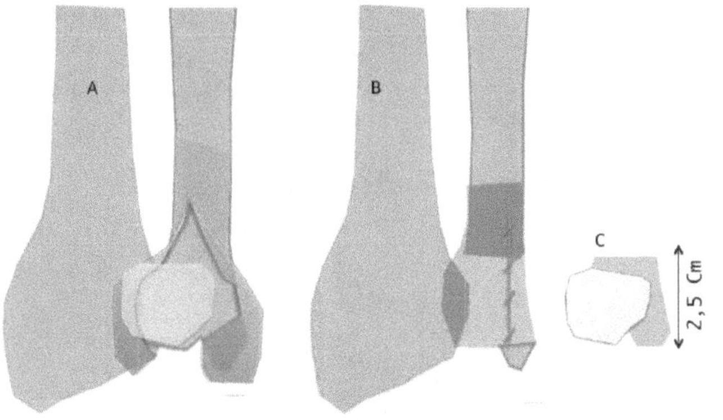

Figura 3. Representación esquemática de la operación de Darrach. Exposición subeperióstica del cúbito distal (A) y resección de 2,5 Cm, conservando la estiloides cubital (B y C).

Blatt y Ashworth (1979) suturaban un colgajo de la cápsula volar al dorso del muñón cubital para evitar su subluxación dorsal, y aunque sea discutible, es mi práctica habitual desde hace años. Kessler y Hecht, 1970, fueron los primeros en sugerir el uso de una tira de hemitendón del ECU para estabilizar la subluxación del cúbito distal en los pacientes reumáticos.

Tsai y Stillwell, 1984, usaban una porción de base distal de tendón del FCU para estabilizar el muñón cubital. Breen y Jupiter (1989) propusieron estabilizar el muñón distal del cúbito mediante una tira de base distal del FCU y otra del ECU, mediante una doble lazada.

Darrach enfatizó 3 aspectos técnicos: 1. Resección limitada a los últimos 2,5 Cm, 2. Resección subperióstica y 3. Preservar la estiloides cubital.

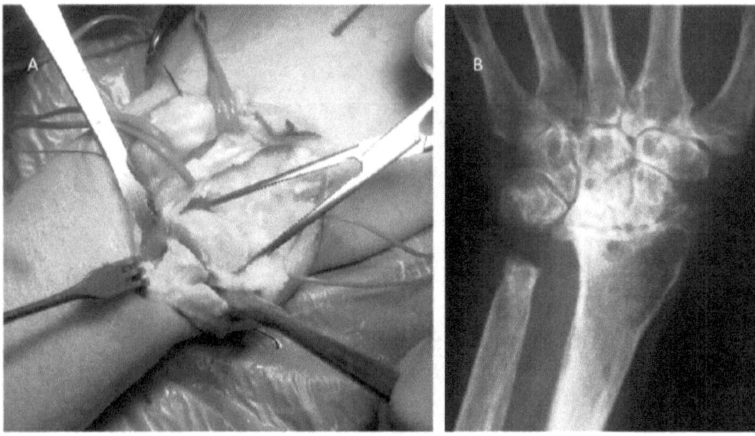

Figura 4. Imagen intraoperatoria de operación de Darrach (A) en una paciente con artritis reumatoide. Control radiográfico postoperatorio (B).

Hemirresección de Bowers.

Este procedimiento surge de lo que Dingman (1952) describe como el "mejor procedimiento de Darrach", es decir, aquel con una resección mínima, que se sigue de regeneración del cúbito dentro de la vaina perióstica. La técnica conlleva la resección de la cabeza cubital en su porción articular exclusivamente, respetando la relación diáfisis-estiloides cubital. Una "anchoa" o "bola" de tendón, músculo o cápsula del tamaño aproximado de la cabeza cubital extirpada se interpone en la cavidad sinovial vacía de la ARCD para limitar el contacto entre el radio y la diáfisis cubital, que tienden a converger después de este procedimiento (Bowers, 1985). El procedimiento presupone la indemnidad o reparabilidad del CFCT.

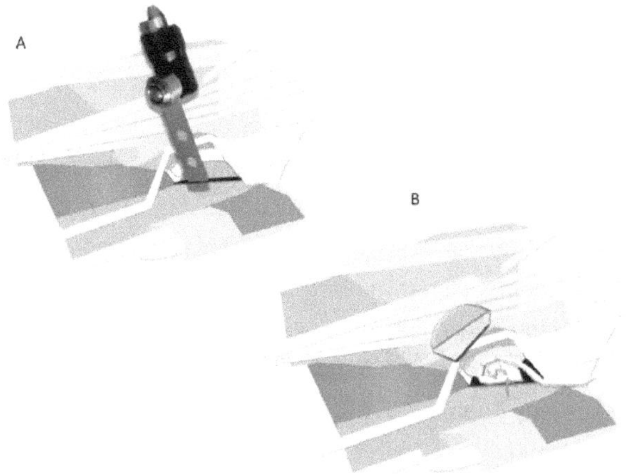

Figura 5. Representación esquemática de la Hemirresección de Bowers. A: Resección exclusivamente de la porción articular del cúbito distal preservando la continuidad de la estiloides con la diáfisis por un abordaje posterolateral. B: Sustitución de la porción resecada por una "anchoa" de hemitendón de cubital posterior.

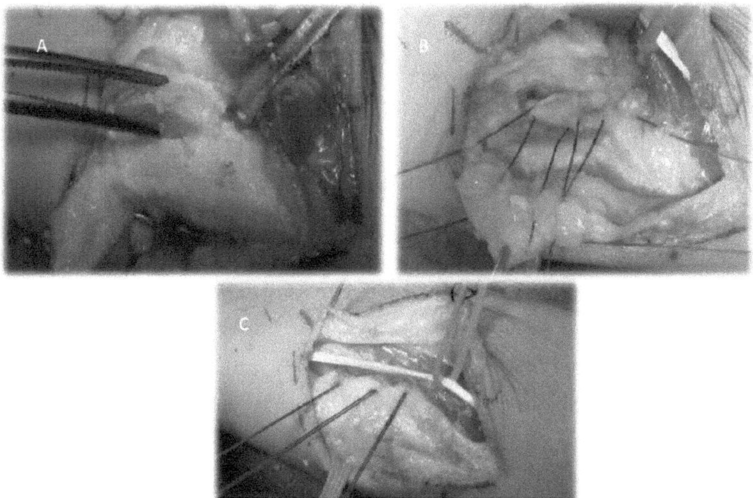

Figura 6. Imágenes intraoperatorias de Hemirresección de Bowers. A: Resección de la porción articular. B: Interposición de colgajo capsular. C: Cierre de la cápsula antes de dejar el extensor propio del 5º dedo subcutáneo.

No debe realizarse en las situaciones en las que exista una varianza ulnar positiva, a menos que el cúbito se acorte como parte del procedimiento.
La exposición inicial es por un abordaje dorsoulnar. La estabilización del tendón del ECU sólo se realiza si está desplazado palmarmente o es inestable en su compartimento. En estas circunstancias, el ECU se libera hasta su inserción en el 5º metacarpiano, se reduce a una posición dorsal y se recentra con una bandeleta del retináculo extensor como describió Spinner y Kaplan (1970).
Después de confeccionar los colgajos del retináculo, la cápsula de la ARCD se abre distal, radial y proximal creando un colgajo que se voltea hacia cubital para exponer las superficies articulares. Se realiza una sinovectomía y se reseca la superficie articular ulnar y el hueso subcondral con pequeños osteotomos y curetas o con una pequeña sierra eléctrica. Deben retirarse los osteofitos marginales de la escotadura sigmoidea y todo el hueso de la cabeza del cúbito cubierto de cartílago (Fig. 5).
La cavidad articular ARCD, ahora vacía, se limpia de la sinovial remanente y se inspecciona cuidadosamente el CFCT. El espacio radiocubital debe mantenerse colocando una bola de músculo, tendón o interponiendo parte de la cápsula, que se estabiliza mediante unas pocas suturas a la cápsula volar y dorsal (Fig. 5 y 6). El tendón puede obtenerse del palmar menor, ECU o FCU. Este bloque de interposición añadido pretende frenar la convergencia de las diáfisis de cúbito y radio y disminuir el "impingement" estilocarpiano.
La base del procedimiento es un CFCT funcionalmente adecuado o reconstruible. Sin este precepto, no hay ninguna ventaja sobre el Darrach o sus modificaciones.
Generalmente se aconseja una inmovilización enyesada de duración variable, pero que nosotros mantenemos durante 3 semanas, o bien con una férula braquiopalmar o tipo "sugar tongue", que evite la pronosupinación, mientras cicatrizan las partes blandas.

"Matched Ulna" de Watson.

Watson y cols, en 1986, describieron un procedimiento similar, pero filosóficamente diferente. La hemirresección persigue evitar el contacto entre las superficies articulares dañadas, mientras la técnica conocida como "matched ulna", tiene como objetivo, tallar el cúbito para permitir la articulación del hueso remanente con la cavidad sigmoidea del radio (Fig. 7).

Para ello, el resto de la diáfisis y eje de la estiloides cubital deben ser redondeados en su sección transversal y asemejarse a la punta de un lápiz, en una longitud que los autores establecieron en unos 4,5 Cm. El principal riesgo radica en que es particularmente fácil dejar sin resecar la porción volar de la cabeza cubital. Si el muñón cubital es inestable, puede reinsertarse el CFCT, y si se comprueba un pinzamiento estilocarpal, debe procederse a un acortamiento, como ya referimos en la técnica de la hemirresección.

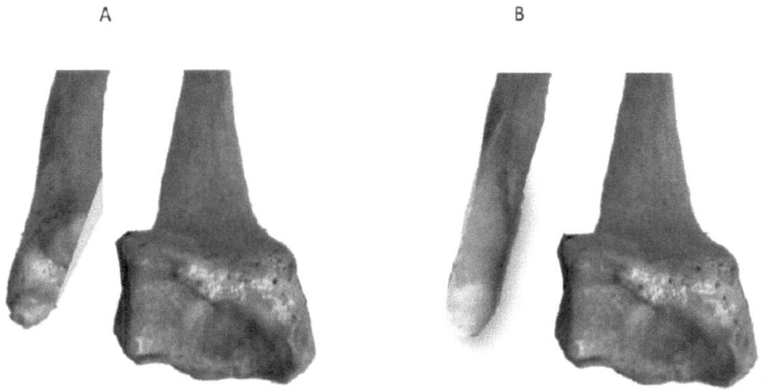

Figura 7. Resecciones parciales del cúbito distal: A: Hemirresección de Bowers. B: Matched Ulna de Watson.

Operación de Sauvé y Kapandji.

Bazy y Galtier en 1935, propusieron la técnica de crear una "consola" para el carpo ulnar, tras la resección del cúbito distal. La cavidad sigmoidea del radio era osteotomizada y volteada sobre una "bisagra" cortical distal, para cubrir al semilunar y piramidal. Un año después, Sauvé y Kapandji (1936) observaron que la pequeña consola de hueso era muy frágil y se fracturaba con facilidad y propusieron como alternativa, la fusión de la articulación radiocubital distal y la creación de una pseudoartrosis de cúbito, por encima de la fusión, para restablecer la pronosupinación del antebrazo. Ha habido mucha confusión en cuanto al origen de esta técnica, porque los autores la publicaron en el Journal de Chirurgie y fue publicado en francés. Durante muchos años, en el mundo anglosajón, se atribuyó al alemán, Lauestein, y es cierto que tenía una descripción similar en 1887 (Slater, 2008). Baldwin, en 1921 describió igualmente un procedimiento equivalente, pero sin que fuera precisa la fusión radio-cubital distal, lo que ha contribuido a sembrar más desconcierto.

El procedimiento de Sauvé y Kapandji (S-K) evitaba la traslación cubital del carpo que se había reportado tras la operación de Darrach, justificaba una transmisión de cargas en la muñeca hipotéticamente más fisiológica y desde el punto de vista estético, no sacrificaba el relieve subcutáneo de la cabeza del cúbito, a diferencia del "Darrach" que dejaba unas muñecas llamativamente estrechas. Sin embargo, no evita el problema del pinzamiento radio-ulnar y una posible complicación es la reosificación de la pseudoartrosis cubital con la consiguiente pérdida de prono-supinación en el antebrazo.

Se han descrito muchas variantes técnicas, pero inicialmente, Sauvé y Kapandji realizaban la operación mediante un abordaje longitudinal entre FCU y ECU. Recomendaban extirpar un segmento de 3 Cm del cúbito inmediatamente proximal a la ARCD y la interposición del pronador cuadrado en el defecto creado para evitar la reosificación. La fijación radio-ulnar se realizaba con un solo tornillo. Kapandji hijo (1986) preconizó la fijación con 2 tornillos paralelos y aconsejó un defecto de no más de 2 Cm. Posteriormente se publicaron fijaciones con sólo agujas de Kirschner (Tailesnik, 1985) o incluso la fijación sin decorticar la ARCD con el pensamiento de que la artrodesis no es indispensable para un buen resultado (Rothwell y cols, 1996).

Nosotros realizamos la técnica modificada por Alberto Lluch, que fue exhaustivamente descrita en una monografía de la revista Hand Clinic, 2010, y que transcribimos e ilustramos a continuación (Fig. 8).
Incisión en "V" con el vértice centrado en el reborde dorsal de la cavidad sigmoidea del radio. La rama dorsal del NC discurre oblícua de proximal-volar a distal-dorsal a nivel del piramidal y debe ser identificada y protegida en la parte distal de la herida. Se abre longitudinalmente el 5º compartimento extensor y el EDM se retrae en sentido radial. La cápsula dorsal de la ARCD se divide longitudinalmente, próxima a la inserción en el radio. El tendón del ECU se desliza dentro de un túnel osteofibroso, justo radial a la apófisis estiloides del cúbito, y es independiente del retináculo extensor. La vaina del ECU no debe abrirse porque es un importante estabilizador de la ARCD.
Con el antebrazo en pronación, el cartílago articular y el hueso subcondral de la cabeza del cúbito que se enfrenta al cirujano (anterior) es desbridado, dejando una superficie de hueso esponjoso, ligeramente convexa, que se corresponde con la parte de la cabeza cubital, dorsal al ECU.
La cabeza cubital se perfora con una broca de 3,2 mm, en un punto centrado en la zona denudada, para salir anterior al ECU. La dirección de la broca debe ser perpendicular al eje longitudinal del radio y el cúbito. La salida de la broca en el retináculo extensor puede ser agrandada y expuesta con un pequeño corte del bisturí, para facilitar la entrada del tornillo.
Después, se realiza la osteotomía del cúbito, inmediatamente proximal al cartílago articular, con una sierra o una gubia. Se extrae una "rodaja" del muñón proximal del cúbito, que en caso de no existir discrepancia RCD, no debe superar los 5 mm. Entonces, la cabeza del cúbito, puede ser rotada y desplazada en supinación, permitiendo la visualización de la cavidad sigmoidea del radio. Si hay una varianza Ulnar positiva, un segmento adicional del cúbito debe ser resecado.
No debe desinsertarse, ni interponerse el pronador cuadrado. Se retira todo el periostio alrededor del segmento extirpado, para evitar la reosificación.

Se desbrida ahora el cartílago y el hueso subcondral de la cavidad sigmoidea del radio.
Un tornillo maleolar de tracción se pasa a través de la cabeza del cúbito en dirección inversa a la de la broca, y por tanto, el punto de entrada debe ser anterior al ECU. Cuando la punta del tornillo emerja en el centro del área denudada de la cabeza del cúbito (CC), esta se reduce contra el radio, comprobando que la CC quede al menos 2 mm proximal al reborde cubital del radio, lo que previene el daño del CFCT y el impingement cubito-carpiano. Entonces se termina de introducir el tornillo autoterrajante, en el radio distal, perpendicular a su eje mayor, sin necesidad de brocar previamente. En función del tamaño de la muñeca, la longitud del tornillo es de 35 o 40 mm. El espacio de osteotomía no debe exceder los 5 mm.
No es necesario suturar la cápsula articular dorsal. El EDM se repone en el 5º compartimento y se sutura el retináculo extensor.
Inmovilización en yeso corto de 5 a 10 días.

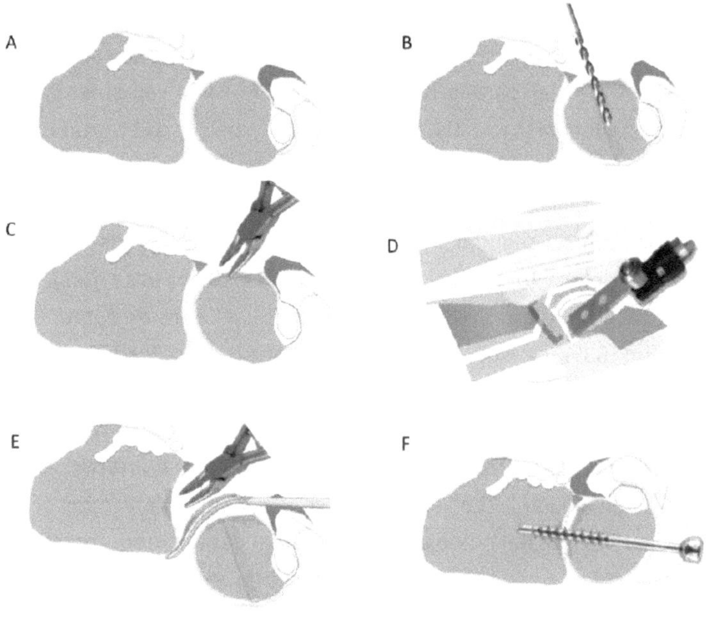

Figura 8. Procedimiento de Sauvé-Kapandji, modificado por Lluch (ver texto). A: Abordaje dorsoulnar y capsulotomía dorsal. B: Perforación de la cabeza cubital (CC) con broca de 3,2 mm de dorsal a palmar. C: Desbridamiento del cartílago articular de la cara dorsal de la CC. D: Osteotomía de 5 mm del cúbito, inmediatamente por encima de la ARCD. E: Movilización palmar de la CC con ayuda de un separador de Hohman, para desbridar el cartílago de la cavidad sigmoidea del radio. F: Pronación de la CC, para enfrentar las superficies óseas decorticadas y fijación con tornillo de maleolo.

Prótesis del Cúbito Distal.

En 1972, Alfred Swanson introdujo el uso de implantes de silicona para el cúbito distal, que había diseñado en 1966. Aunque se publicaron buenos resultados inicialmente, pronto se reconoció una alta tasa de complicaciones por inestabilidad y luxación de la prótesis, fracturas del vástago, resorción ósea o sinovitis por silicona, que han motivado su abandono (McMurtry y cols, 1990). Desde entonces, se han empleado diferentes implantes. Le siguió la prótesis de Herbert, con una cabeza de cerámica y un vástago no cementado de titanio (su estabilidad dependía de un bolsillo de PB formado por el CFCT y la cápsula) y después la SBI-uHead (diseño anatómico, con una cabeza de cromo-cobalto y un vástago del mismo material, cubierto por titanio (Fig. 9). La cabeza tiene dos orificios distales para la reinserción del CFCT y la vaina del ECU. Se diseñó para hemiartroplastia de cúbito distal, pero posteriormente, se desarrolló un componente radial complementario. Van Schoonhoven, y cols (2012) publicaron una serie de 22 hemiartroplastias con implante SBI-uHead, con un seguimiento medio de 11 años y buenos resultados (mejora del dolor y fuerza de prensión en el 81% de los pacientes). Kakar y cols (2012), en una serie de 47 pacientes con prótesis de cúbito distal, reporta un 83% de supervivencia de la prótesis a los 6 años. Los pacientes experimentaron una mejora significativa del dolor y la puntuación de la Mayo Wrist Score. No obstante, el análisis radiográfico al final del seguimiento ponía de manifiesto que un tercio de los pacientes tenía radiolucencias periprotésicas de más de 2 mm, el 40% presentaban "pedestal", había inestabilidad o subluxación dorsal en el 40% de los casos y el 57% presentaban una erosión de la cavidad sigmoidea. Schecker introdujo una prótesis total constreñida (2001) con resultados clínicos muy alentadores. Kakar y cols (2014) publicaron una superviviencia del 90% a los 4 años y buenos resultados funcionales. Otros implantes de sustitución parcial son Eclypse (carbón pirolítico) [Fig. 10], Ascension y E-Centrix.

Las prótesis de cúbito distal no están exentas de riesgos y sus principales inconvenientes son la inestabilidad, la resorción y erosión ósea o el aflojamiento, en particular en pacientes jóvenes y de alta demanda.

Este tema se profundizará en el capítulo 13.

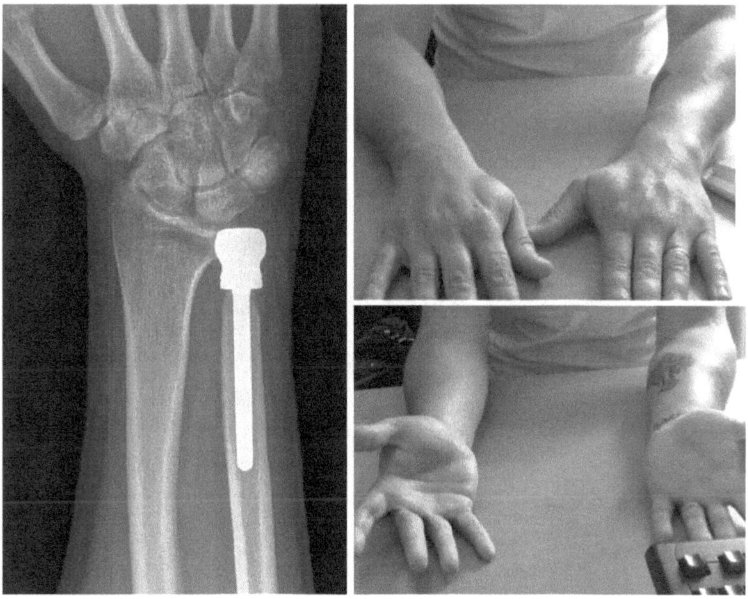

Figura 9. Hemiartroplastia de ARCD con prótesis SBI-uHead. Control radiográfico y arco de pronosupinación proporcionado.

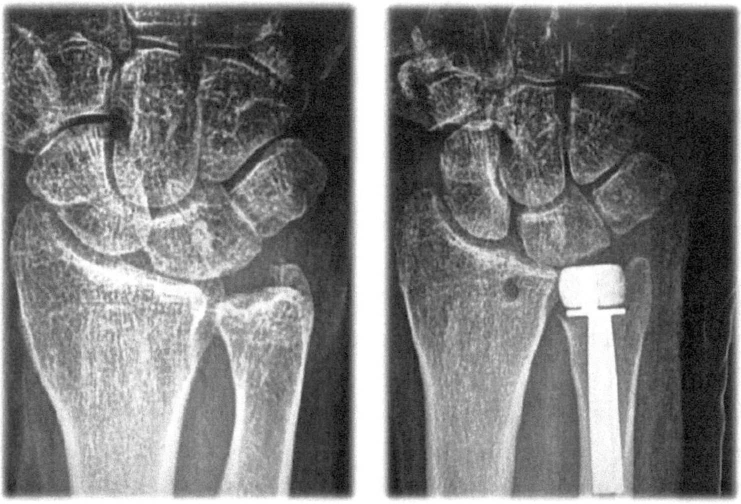

Figura 10. Hemiartroplastia de ARCD con prótesis Eclypse en un caso de artrosis ARCD secundaria a operación de Wafer por artroscopia.

INDICACIONES.

Las indicaciones de una artroplastia de resección o un procedimiento S-K, son la lesión articular de la ARCD en la Artritis reumatoide y la artrosis primaria y postraumática. Básicamente, el criterio reside en un daño irreversible del cartílago, aunque otras patologías como la deformidad de Madelung, los tumores o el Síndrome de Vaughan-Jackson (Fig. 11), pueden justificar el sacrificio del cúbito distal.

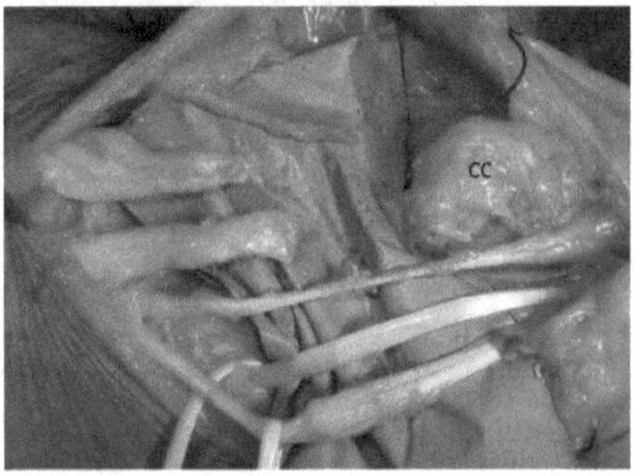

Figura 11. Síndrome de Vaughan-Jackson o rotura de tendones extensores sobre la cabeza del cúbito (CC). La reconstrucción tendinosa generalmente requiere la resección simultánea de la CC.

Existen circunstancias asociadas que contraindican o hacen preferible un procedimiento sobre los demás. Se ha defendido que la traslación Ulnar del carpo, habitual en la AR debiera ser una contraindicación para la resección de Darrach y se aconseja el S-K para prevenirla. Sin embargo, el mayor riesgo de traslación ulnar del carpo se observa en los pacientes artríticos. Es precisamente en esta indicación, donde más he realizado la técnica de Darrach, con muy pocas complicaciones por ser estos pacientes de baja demanda física. La traslación ulnar del carpo tiene una fisiopatología más compleja y no depende de tener un contrafuerte cubital. En la mayoría de los casos ocurre como evolución habitual de la enfermedad y no por la operación, pues la observamos incluso con cabeza del cúbito íntegra (Fig. 12).

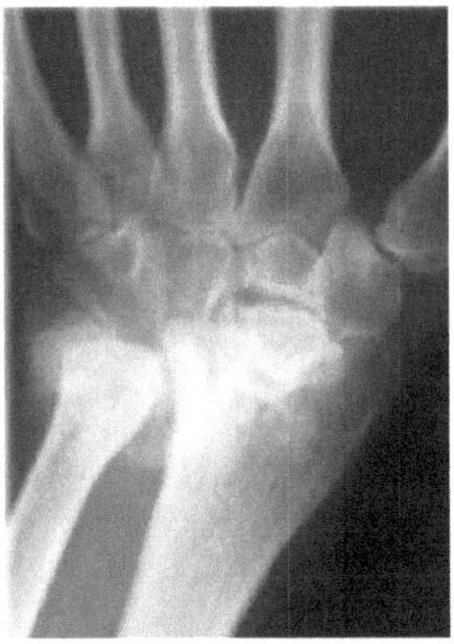

Figura 12. Traslación palmo-ulnar del carpo en un paciente reumático a pesar de existir el soporte de la cabeza del cúbito.

Para realizar una hemirresección se exige la funcionalidad o reparabilidad del CFCT y la ausencia de un cúbito largo, sopena de realizar simultáneamente un acortamiento. Ningún procedimiento rinde buenos resultados cuando hay una lesión de la membrana interósea y se ha defendido el S-K cuando la artrosis asocia un pinzamiento ulnocarpal y para los pacientes jóvenes de más demanda.

Las indicaciones de las prótesis se pueden dividir en primarias (las mismas que los procedimientos de resección) y secundarias, para la revisión de las resecciones del cúbito distal, S-K y prótesis primarias fallidas. La viabilidad de los elementos estabilizadores y la continuidad de la diáfisis con la estiloides, determina el tipo de implante a utilizar. Watts en 2010, propone un algoritmo de revisión de las artroplastias fallidas de la ARCD, que se explica en el capítulo 12.

	DARRACH	HEMIRRESECCIÓN	SAUVÉ-KAPANDJI
Traslación Ulnar del carpo		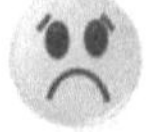	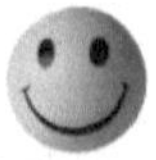
CFCT irreparable. Inestabilidad	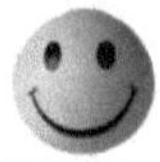	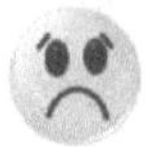	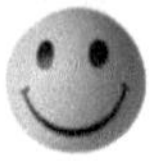
Cúbito largo	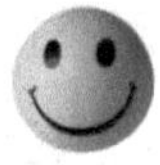	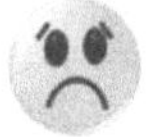 *	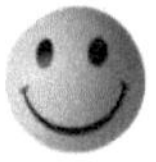
Inestabilidad axial ESSEX-LOPRESTI		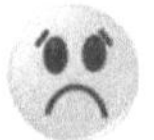	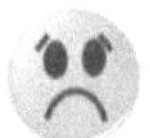
Alta demanda física	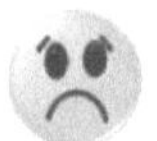	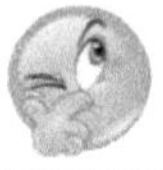	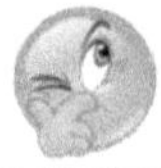

Figura 13. Resumen de las indicaciones de las artroplastias de resección y S-K en función de la situación clínica.

Los procedimientos de resección, alcanzaron una gran difusión y durante décadas se han publicado tasas de resultados satisfactorios superiores al 80% en el control del dolor y ganancia de movilidad.

Sin embargo cada vez más, se reconoce el fracaso de estas artroplastias por dolor, debilidad a la prensión, y levantar objetos, incluso resaltes en la prono-supinación por un mecanismo común de inestabilidad del antebrazo distal, cuyo análisis y posible manejo son motivo del capítulo 12.

BIBLIOGRAFÍA.

Arora AS, Chung KC, Otto W. Madelung and the recognition of Madelung's deformity. J Hand Surg 2006;31A: 177–182.

Bain GI, Pugh DMW, MacDermid JC, Roth JH. Matched Hemiresection Interposition Arthroplasty of the Distal Radioulnar Joint. J Hand Surg 1995;20A: 944-950.

Bazy L, Galtier M. Traitement sanglant de la luxation isolée de l´extrémité infériure du cubitus en avant. J Chir (Paris) 1935; 45:868-876.

Blank JE, Cassidy C. The distal radioulnar joint in rheumatoid arthritis. Hand Clin 1996;12:499–513.

Blatt G, Asworth CR. Volar capsule transfer for stabilization following resection of the distal end of the ulna [abstract]. Orthop Trans 1979; 3:13.

Bowers WH. Distal radioulnar joint arthroplasty: The hemiresection interposition technique. J Hand Surg Am 1985; 10:169-178.

Breen TF, Jupiter JB. Extensor carpi ulnaris and flexor carpi ulnaris tenodesis of the unstable distal ulna. J Hand Surg 1989; 14A: 612–617.

Carter PR, Ezaki M. Madelung's deformity. Surgical cor- rection through the anterior approach. Hand Clin 2000;16: 713–721.

Dingman PVC. Resection of the distal end of the ulna (Darrach operation). An end-result study of twenty-four cases. J Bone Joint Surg 1952; 34: 893-900.

Glowacki KA. Hemiresection arthroplasty of the distal radioulnar joint. Hand Clin 2005;21:591–601.

Grawe B, Heincelman C, Stern P. Functional Results of the Darrach Procedure: A Long-Term Outcome Study. J Hand Surg 2012; 37A: 2475–2480.

Kakar S, Swann RP, Perry KI, Wood-Wentz CM, Shin AY, Moran SL. Functional and radiographic outcomes following distal ulna implant arthroplasty. J Hand Surg Am. 2012;37(7): 1364e1371.

Kakar S, Fox T, Wagner E, Berger R. Linked distal radioulnar joint arthroplasty: an analysis of the APTIS prosthesis. J Hand Surg Eur Vol. 2014;39(7):739e744.

Kapandji I. The Kapandji-Sauvé operation: its techniques and indications in non-rheumatoid diseases. Ann Chirurg Main 1986;5:181–193.

Kessler I, Hecht O. Present application of the Darrach procedure. Clin Orthop Relat Res 1970; 72: 254–260.

Lluch A. The Sauvé-Kapandji procedure: indications and tips for surgical success. Hand Clin. 2010;26(4):559-72.

McMurtry RY, Paley D, Marks P, Axelrod T. A critical analysis of Swanson ulnar head replacement arthroplasty: rheumatoid versus nonrheumatoid. J Hand Surg Am 1990; 15(2): 224-231.

Rothwell A, O'Neill L, Cragg K. A Sauvé-Kapandji procedure for disorders of the distal radioulnar joint: a simplified technique. J Hand Surg 1996;21A:771–777.

Sauvé L, Kapandji M. Nouvelle technique de traitement chirurgical des luxations récidivantes isolée de l´extrémité infériure du cubitus. J Chir (Paris) 1936; 47:589-594.

Schecker LR, Babb BA, Killion PE. Distal ulnar prosthetic replacement. Orthop Clin North Am 2001; 32: 365-371.

Sebastin SJ, Larson BP, Chung KC. History and Evolution of the Sauvé-Kapandji Procedure. J Hand Surg 2012;37A:1895–1902.

Slater RR. The Sauvé-Kapandji Procedure. J Hand Surg 2008;33A:1632–1638.

Spar I. History of distal Ulna Resection. J Hand Surg Am. 2007;32(4):571.

Spinner M, Kaplan EB. Extensor carpi ulnaris. Its relationship to the stability of the distal radio-ulnar joint. Clin Orthop Relat Res. 1970;68:124-9.

Taleisnik J. The wrist. New York: Churchill Livingstone, 1985:421– 435.

Tsai TM, Stilwell JH. Repair of chronic subluxation of the distal radio-ulnar joint (ulnardorsal) using flexor carpi ulnaris tendon. J Hand Surg 1984; 9B: 289–294.

Van Schoonhoven J, Mühldorfer-Fodor M, Fernandez DL, Herbert TJ. Salvage of failed resection arthroplasties of the distal radioulnar joint using an ulnar head prosthesis: long-term results. J Hand Surg Am. 2012; 37(7):1372-80.

Watson HK, Ryu JY, Burgess RC. Matched distal ulnar resection. J Hand Surg Am 1986; 11:812-817.

Weiss KE, Rodner CM. Osteoarthritis of the Wrist. J Hand Surg 2007; 32A:725–746.

CAPÍTULO 12. FRACASOS DE LA CIRUGÍA DE SALVAMENTO.

Hernández Cortés, P., Pradilla Gordillo, P., Cárdenas Grande, E.

INTRODUCCIÓN.

Los procedimientos de salvamento descritos en el capítulo 11, en particular la resección de Darrach, alcanzaron una gran difusión y durante décadas se han publicado tasas de resultados satisfactorios superiores al 80% en el control del dolor y ganancia de movilidad (Hartz y Beckenbaugh 1979; Grawe y cols, 2012) .Esto a favorecido una sobreindicación y la actitud de algunos cirujanos, de adoptar la resección del cúbito distal como el método indiscriminado de tratar el dolor cubital de la muñeca, independientemente de su etiología.

Sin embargo, cada vez más, se reconoce el fracaso de estas artroplastias en pacientes intervenidos que aquejan dolor, debilidad a la prensión, torsión y levantar objetos, incluso resaltes en la prono-supinación por un mecanismo común de inestabilidad del antebrazo distal (Bell y cols, 1985; McKee y Richards, 1996). La inestabilidad ocurre en el plano antero-posterior y se reconoce radiográficamente una convergencia radio-cubital y una usura en la cortical medial del radio, a nivel del extremo del muñón cubital (Dell, 1987) [Fig. 1A].

Se acuñan en consecuencia, los términos: "Radio-ulnar impingement syndrome" (Bell y cols, 1985) o, "Convergent instability of the distal ulnar stump" (Nathan y Schneider, 1991), y surgen una serie de trabajos sobre estudios radiográficos dinámicos de metodología heterogénea, que perseguían mostrar la frecuencia de este fenómeno y que procedimiento o modificación en la técnica, resultaba en menor inestabilidad.

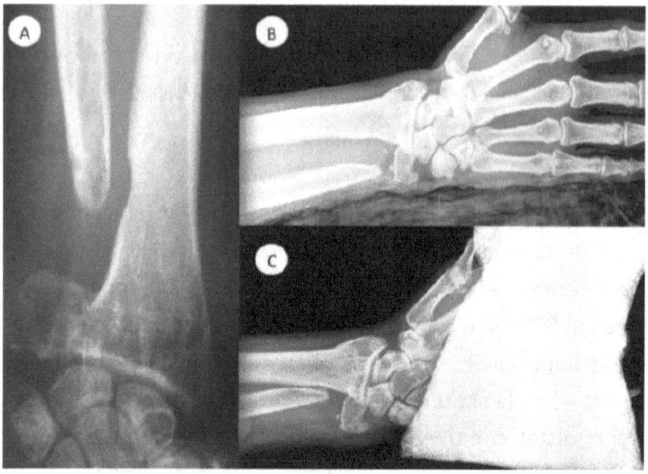

Figura 1. "Impingement" radio-ulnar en procedimiento de Sauvé-Kapandji. Se reconoce radiográficamente una convergencia radio-cubital y una usura en la cortical medial del radio, a nivel del extremo del muñón cubital. **B**. Proyección Antero-Posterior de muñeca con Sauvé-Kapandji, con el codo a 90º de flexión y pronosupinación intermedia. **C**. Proyección de Schecker: En la posición descrita en B se le pide al paciente que sujete un peso de 2,2 Kg y se objetiva el pinzamiento radio-ulnar.

Desde la introducción de la comúnmente llamada "proyección de Schecker", por Lees y Schecker en 1997 (Fig. 1B y 1C), sabemos que la convergencia radio-cubital radiográfica ocurre en el 100% de los casos y afecta por igual a la resección de Darrach, el procedimiento de Sauvé-Kapandji (S-K) o a las resecciones parciales (Fig. 2).

Esto se debe a dos circunstancias principalmente: Aunque pocas veces se considera este aspecto, la articulación radio-cubital distal (ARCD) es una articulación de carga y es crítica en la función de levantar objetos. Cuando la mano sujeta un peso con el codo flexionado y el antebrazo en rotación neutra, el radio se asienta sobre la cabeza del cúbito y se produce una carga transversal en forma de fuerza compresiva (Shaaban y cols, 2006).

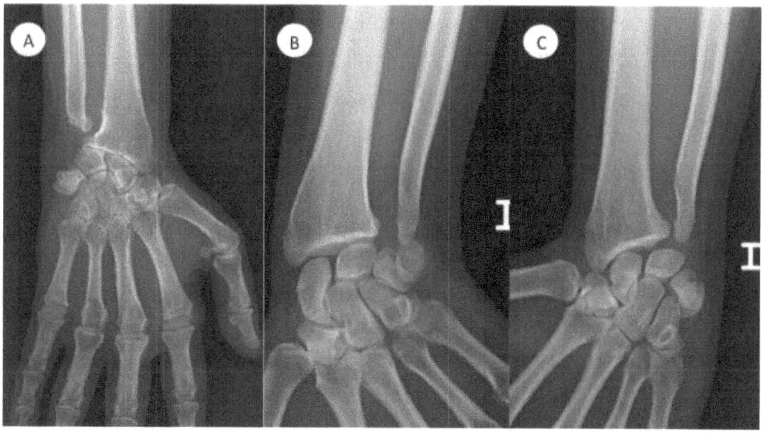

Figura 2. Demostración del pinzamiento radio-ulnar en las artroplastia de Darrach y en la resección parcial del cúbito. A. Darrach en un paciente reumático. Se observa exóstosis en el muñón cubital y usura en la zona de contacto en el radio. B y C. Hemirresección de Bowers. Estudio radiográfico dinámico que evidencia la convergencia radioulnar en C.

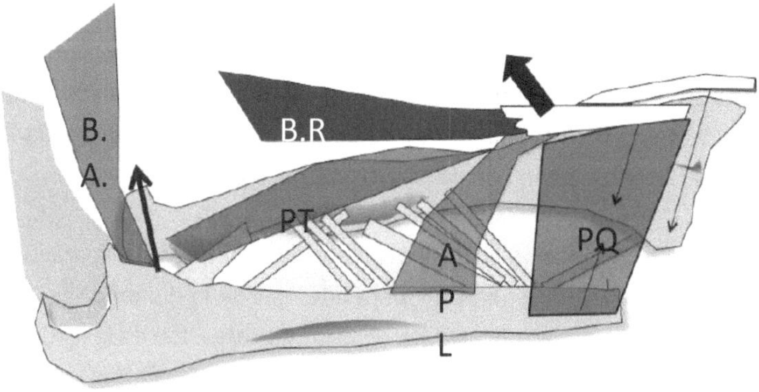

Figura 3. Esquema anatómico del efecto de la musculatura del antebrazo en el fenómeno de pinzamiento radio-ulnar. Todos los músculos excepto el brachioradialis con su contracción favorecen la convergencia radio-ulnar. BA: Braquial Anterior; BR: Brachioradialis; PT: Pronator Teres; PQ: Pronator Quadratus; APL: Abductor Pollicis Longus.

Además la contracción de los músculos que puentean cúbito y radio, favorece la convergencia una vez libres del contacto por la cabeza del cúbito. García Elías (2002) ha mostrado el papel del braquial anterior, pronador cuadrado y abductor largo del pulgar en este sentido (Fig. 3), mientras otros autores destacan el papel del extensor corto del pulgar y, el del flexor digitorum profundus del 2º y 3º dedo (McKee y Richards, 1996).

En cualquier caso, el porcentaje de resecciones de cúbito distal que manifiestan síntomas por pinzamiento radio-ulnar, oscila entre un 8 y 50% según las series, y aunque no hay una asociación evidente con ningún parámetro radiográfico concreto, parece que una osteotomía cubital demasiado alta, tiene un efecto nocivo (Bieber y cols, 1988).
Se ha argumentado que entonces, el muñón cubital se encara con una zona del radio desfavorable para el contacto (García Elías, 2002), pero nosotros pensamos que hay razones biomecánicas más poderosas.
Evidentemente, cuando realizamos un tratamiento quirúrgico de la ARCD, la conservación de los estabilizadores de partes blandas, como el complejo fibrocartílago triangular (CFCT) y ligamentos radio-cubitales, vaina del tendón del cubital posterior, membrana interósea y músculo pronador cuadrado, disminuye la inestabilidad del cúbito distal (García Elías, 1998), pero en cualquier dirección diferente a la convergencia, a la que no se opone ninguna de estas estructuras (Fig. 4).

El fenómeno del pinzamiento radio-ulnar es inevitable, la aparición de sintomatología es impredecible y depende más de la demanda física del paciente, que de variaciones en las técnicas de resección de la ARCD.
En cualquier caso, cuando el pinzamiento es muy sintomático, nos enfrentamos a un problema de difícil solución. El paciente demanda una reintervención para mejorar y a menudo, la nueva operación no es efectiva y muchas veces, incluso empeora su estado previo. El paciente vuelve a demandar nuevas cirugías y entra en una "espiral de violencia quirúrgica", en la que tras múltiples operaciones, el paciente cada vez se siente peor.

Los artículos relacionados con los diferentes tratamientos quirúrgicos para abordar la revisión de los procedimientos de resección del cúbito distal, se pueden clasificar en procedimientos de partes blandas, procedimientos óseos, artroplastias con implantes y otras técnicas de rescate.

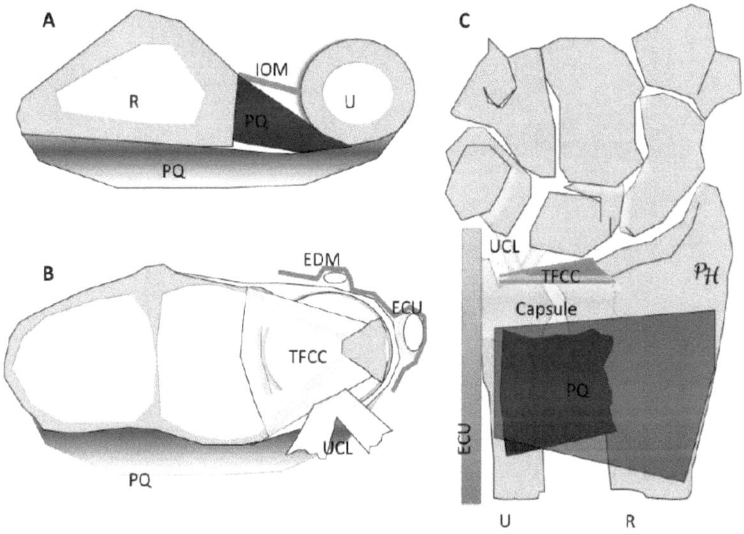

Figura 4. Estabilizadores de partes blandas de la DRUJ. Su disposición evita la divergencia radio-ulnar, pero ningún elemento se opone a la convergencia. R: Radius; U: Ulna; PQ: Pronator Quadratus; IOM: Interosseus membrane; ECU: Extensor Carpi Ulnaris tendon and seath; EDM: Extensor Digiti Minimi; TFCC: Triangle FibroCartilage Complex; UCL: Ulno-Carpal ligaments.

PROCEDIMIENTOS DE PARTES BLANDAS.

En los procedimientos de partes blandas a su vez, podemos distinguir entre las tenodesis del muñón cubital de base distal y las plastias de interposición.

Las tenodesis se han practicado fundamentalmente con el hemitendón del *Flexor Carpi Ulnaris* (FCU), *Extensor Carpi Ulnaris* (ECU) o ambos (Fig. 5).

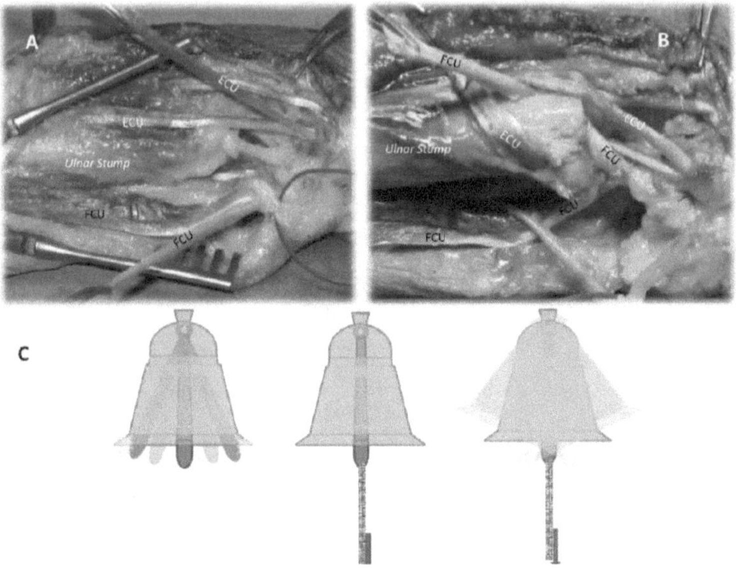

Figura 5. A y B. Esquema anatómico de estabilización del muñón cubital por tenodesis. **A**: La mayoría de las técnicas utilizan hemitendón del Extensor Carpi Ulnaris (ECU) o Flexor Carpi Ulnaris (FCU). **B**: Tenodesis por la técnica de Breen y Jupiter. **C**: Comparación de la biomecánica de la tenodesis con el funcionamiento de una campana. El badajo de la campana representa al muñon cubital y la copa, al radio. La cuerda representa a los tendones que estabilizan el muñón cubital en la tenodesis. La tenodesis es inefectiva cuando es la copa (radio) la que se mueve contra el badajo fijo (muñón cubital).

El primer artículo que propone la estabilización de un Darrach fallido con una tenodesis del FCU se remonta a 1984 y fue realizado por Tsai y Stillwell. Kessler y Hecht, 1970, fueron los primeros en sugerir el uso de una tira de hemitendón del ECU para estabilizar la subluxación del cúbito distal en los pacientes reumáticos. Su método era bastante similar al descrito para el FCU. No conocemos ninguna publicación en la que se proponga una tenodesis solamente con el tendón del ECU para rescatar una inestabilidad por procedimiento de resección cubital fallido, pero si se ha publicado para la prevención de la convergencia radioulnar tras la operación de Darrach. Breen y Jupiter (1989) propusieron estabilizar el muñón distal del cúbito mediante una tira de base distal del FCU y otra del ECU, como se muestra en la Fig. 5, y publicaron buenos resultados en 3 pacientes.

Johnson, en 1992 propuso una interposición del pronador cuadrado y Shah y Klimish, en 2003 describen la interposición y teórica tenosuspensión del radio, mediante una tenodesis con el tendón del braquioradialis. Finalmente, autores como Berger y Cooney o Sotereanos preconizan la interposición de un aloinjerto de tendón de Aquiles entre radio y muñón cubital (Fig. 6).

Kleinman and Greenberg (1995) propusieron una combinación de procedimientos de partes blandas que consistía en la tenodesis del cúbito distal con hemitendón del ECU, suplementada con una transferencia dorsal del Pronador Cuadrado a modo de plastia de interposición entre radio y cúbito.

PROCEDIMIENTOS ÓSEOS.

Existe otra serie de procedimientos que inciden sobre los segmentos óseos del antebrazo para paliar la inestabilidad.

1. Acortamiento iterativo. El acortamiento del muñón cubital inestable es muy controvertido y para Bell, carente de fundamento, porque sólo trasladaría el problema del pinzamiento radio-ulnar a un área más proximal. Sin embargo, Cooney y cols, 1997 publicaron una serie de resecciones mayores de cúbito distal por tumores, con una incidencia muy baja de complicaciones y de pinzamiento radio-cubital sintomático. Por extensión, la resección amplia del cúbito se ha aplicado en otras patologías, incluido el fallo de la operación de Darrach, con aparentes buenos resultados en referencia a la serie de Wolfe y cols, 1998.

2. Procedimientos de nivelación articular. Por una asumida menor incidencia de convergencia radio-ulnar sintomática en la hemirresección de Bowers y match ulna de Watson, respecto al Darrach y Sauvé-Kapandji, Watson y Brown, 1989, propusieron una nivelación articular por alargamiento del cúbito para alcanzar una situación semejante al

"match ulna" con buenos resultados, pero con una reconocida dificultad técnica. El alargamiento del cúbito se puede realizar mediante una osteotomía escalonada o mediante la incorporación de injerto óseo tricortical (Ross y cols, 2007) .

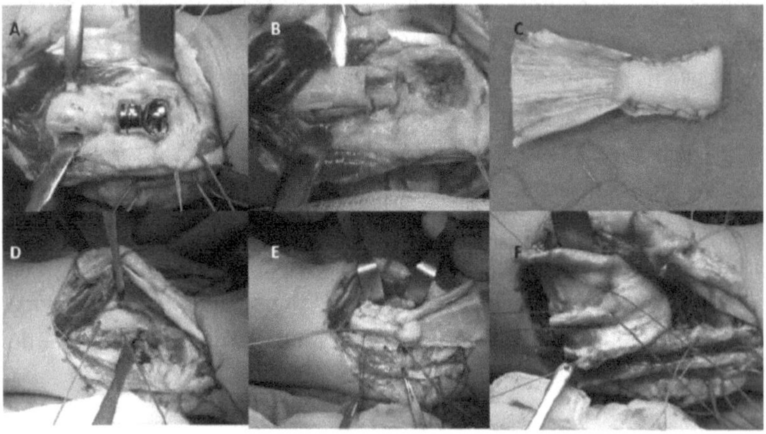

Figura 6. Plastia de interposición radio-ulnar con aloinjerto de tendón de Aquiles. **A**. Exposición de prótesis dolorosa de cúbito distal. **B**. Retirada del implante. **C**. Preparación del aloinjerto de tendón de Aquiles a modo de almohadilla. **D**. Colocación de 2 anclajes-sutura en el aspecto ulnar del radio. **E**: interposición del aloinjerto entre cúbito y radio. El aloinjerto se estabiliza mediante las suturas previamente ancladas al hueso. **F**. Parte del injerto tendinoso se emplea para envolver el muñón cubital.

El acortamiento del radio es conceptualmente equivalente al alargamiento del cúbito, y probablemente con menos complicaciones, sin embargo no tenemos constancia de más publicación que la de dos casos que García Elías publica en 2002, también con buenos resultados.
Aunque no incide sobre la biomecánica del pinzamiento radio-ulnar, González del Pino y Diego Fernández proponen (1998) una técnica de revisión de la hemirresección dolorosa, para convertirla en una artroplastia de Sauvé-Kapandji (Fig. 7).

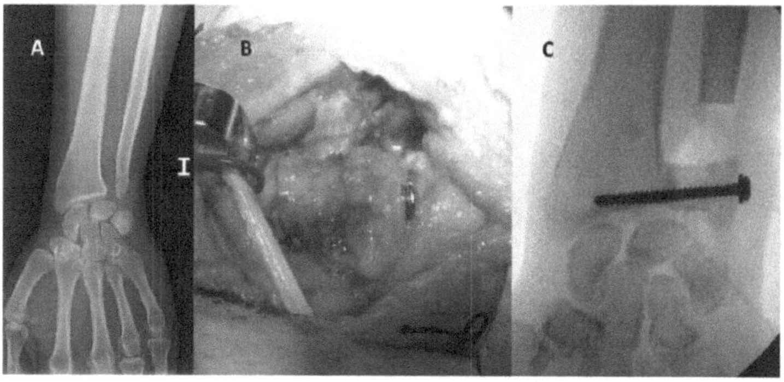

Figura 7. Conversión de una Hemirresección de Bowers en una operación de Sauvé-Kapandji por la técnica de González del Pino. **A**. Artroplastia de hemirresección dolorosa. **B**. Imagen intraoperatoria: Una rodaja de la diáfisis se interpone entre radio y estiloides cubital para favorecer la artrodesis de la ARCD. El defecto óseo creado recrea la pseudoartrosis intencional proximal que garantiza la pronosupinación **C**. Control radiográfico.

ATROPLASTIA CON IMPLANTE.

La tercera posibilidad de rescate de una artroplastia de resección de la ARCD es el implante de una prótesis (Fig 8).

McMurtry y cols, 1990 publicaron una serie de 40 prótesis de Swanson en 37 pacientes con un seguimiento mínimo de un año. Ocho de los 40 procedimientos se realizaron para tratar operaciones de Darrach fracasadas. Solamente obtuvieron resultados satisfactorios en el 37,5% de los pacientes con pinzamiento radio-ulnar secundario a la resección del cúbito distal.

Probablemente, la serie más larga de artroplastias de resección fallidas ha sido tratada con prótesis de Herbert (Herbert Ulnar Head Prosthesis, Gebrüder Martin GmbH & Co KG, Tuttlingen, Germany), Van Schoonhoven la publica en el año 2000, con buenos resultados respecto al dolor, pronosupinación media de 151º y mejora de la fuerza de prensión de 43 al 73% de la mano contralateral. El autor revisa la misma serie 12 años después (Van Schoonhoven, y cols 2012), observando que los resultados se mantienen y no ha sido necesario la revisión de los implantes.

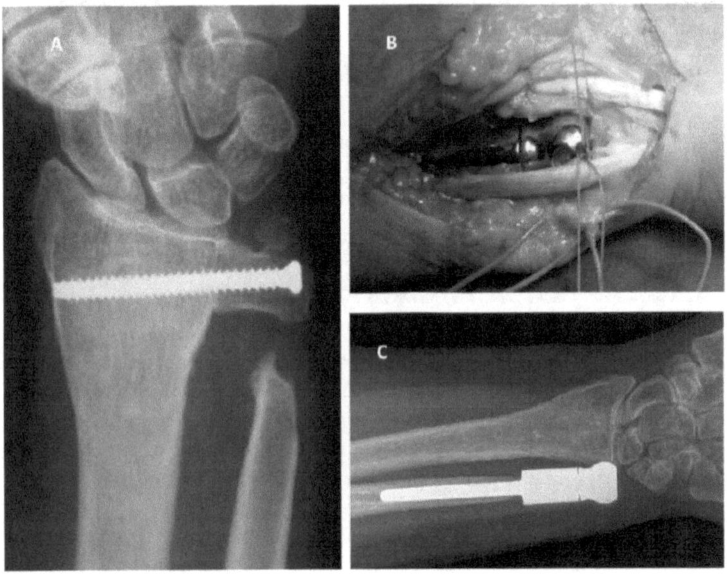

Figura 8. Revisión de una operación de Sauvé-Kapandji dolorosa mediante una prótesis de cúbito distal (Avanta uHead prosthesis; Small Bone Innovations Inc, Morrisville, PA, USA). A. Aspecto radiográfico de la operación de Sauvé-Kapandji B. Imagen intraoperatoria de la prótesis de cúbito parcial. C. Control radiográfico postoperatorio.

En 2006, Diego Fernández y cols, publican una modificación del procedimiento con una prótesis de Herbert de cabeza esférica para la revisión de los Sauvé-Kapandji fallidos, en la que conserva la artrodesis del cúbito distal, que acetabuliza para encajar la prótesis, lo que en ocasiones le obliga a realizar una osteotomía en la metáfisis distal del radio, y de esta manera realizar la distracción durante el encaje del implante.

Berger y Cooney (Willis y cols, 2007) publican otra serie de 22 pacientes con resección de cúbito distal fallida tratados con Avanta uHead prosthesis (Small Bone Innovations Inc, Morrisville, PA, USA) con un seguimiento de 2 años y resultados excelentes en 18 casos aunque contabiliza dos aflojamientos asépticos.

Watts y cols, 2010, proponen un algoritmo de revisión con diferentes implantes en función de los estabilizadores de partes blandas de la ARCD y la continuidad de la diáfisis con la estiloides (Fig. 9). Cuando las partes blandas no garantizan la estabilidad de la prótesis de cúbito distal, estamos obligados a realizar una artroplastia total y en la actualidad el implante más utilizado es la prótesis de Schecker (Schecker y cols, 2001).

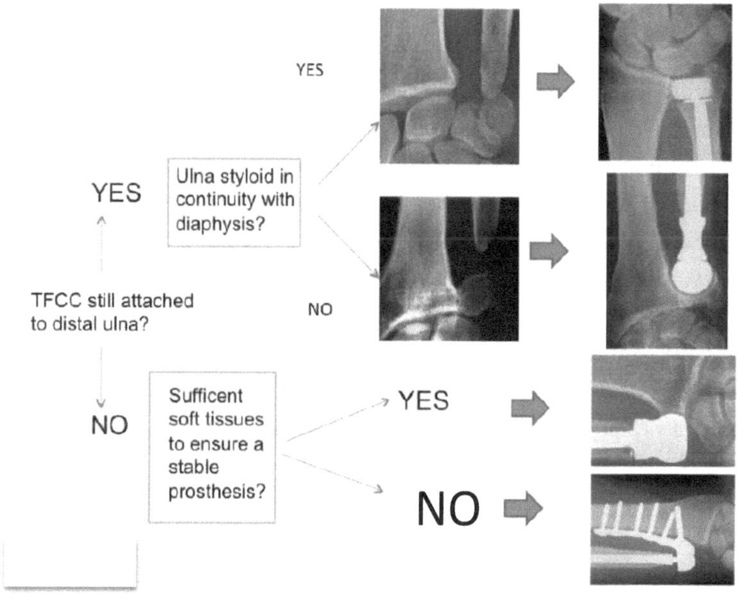

Figura 9. Algoritmo de Watts para la Indicación de los diferentes tipos de prótesis de cúbito distal en la revisión de artroplastia de resección fallida. A: Eclypse™ prosthesis (Bioprofile, Grenoble, France). B: Hebert´s prosthesis (Herbert Ulnar Head Prosthesis, Gebrüder Martin GmbH & Co KG, Tuttlingen, Germany) . Técnica de Fernández para la revisión del S-K. C: Avanta™ uHead prosthesis (Small Bone Innovations Inc, Morrisville, PA, USA). D: Schecker Total prosthesis of the DRUJ (APTIS Medical, Louisville, USA).

OTRAS TÉCNICAS DE RESCATE.

Finalmente, la creación del antebrazo de un solo hueso se plantea como último recurso, en particular para pacientes en los que las técnicas previas fracasaron. Consiste en una escisión del cúbito distal, seguida de una osteotomía, transferencia y fijación del radio en ligera pronación mediante una placa. No debemos confundir este procedimiento con la artrodesis radio-ulnar, aunque ambas resultan en la pérdida de la pronosupinación. Peterson y cols en 1995, publican una serie de 23 pacientes con lesiones oncológicas y dos inestabilidades por resección ulnar fallida. Los autores publican los resultados menos favorables para los pacientes postraumáticos y aquellos con antecedentes de múltiples cirugías previas. En 2004, Allende y Allende publican otra serie de antebrazos de un solo hueso en 7 defectos postraumáticos del antebrazo. Todos los pacientes estaban libres de dolor y con un antebrazo estable 6 años después de la intervención, y todos ellos volvieron a su ocupación previa.

Creemos que una buena opción en el paciente multioperado, con mal resultado y que por las razones que fuere no sea adecuado para ser sometido a una artroplastia total tipo Schecker, explicarle el procedimiento y colocar de forma provisional unas agujas divergentes de cúbito a radio (Fig. 10). Entonces el paciente puede durante un tiempo comprobar si le desaparece el dolor y se adapta a la falta de pronosupinación. Si la experiencia es positiva, se puede proceder a la artrodesis radio-cubital (Fig. 11) y si es negativa, bastará con retirar las agujas para quedar en el estado previo.

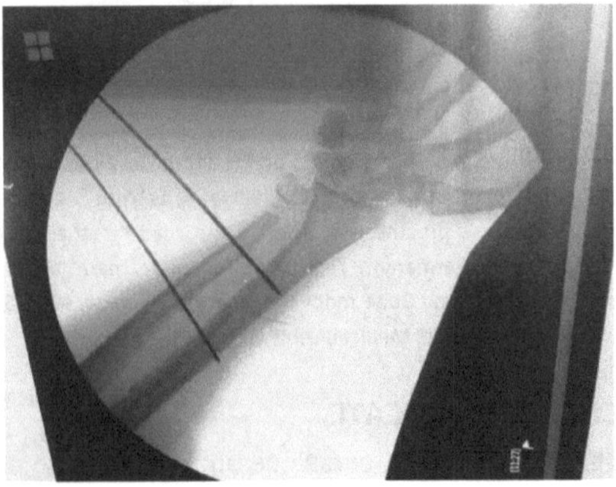

Figura 10. Colocación percutánea de 2 Agujas de Kirschner divergentes del cúbito al radio, para que el paciente experimente de forma irreversible si desaparece el dolor del choque radioulnar y se adapta a la falta de pronosupinación.

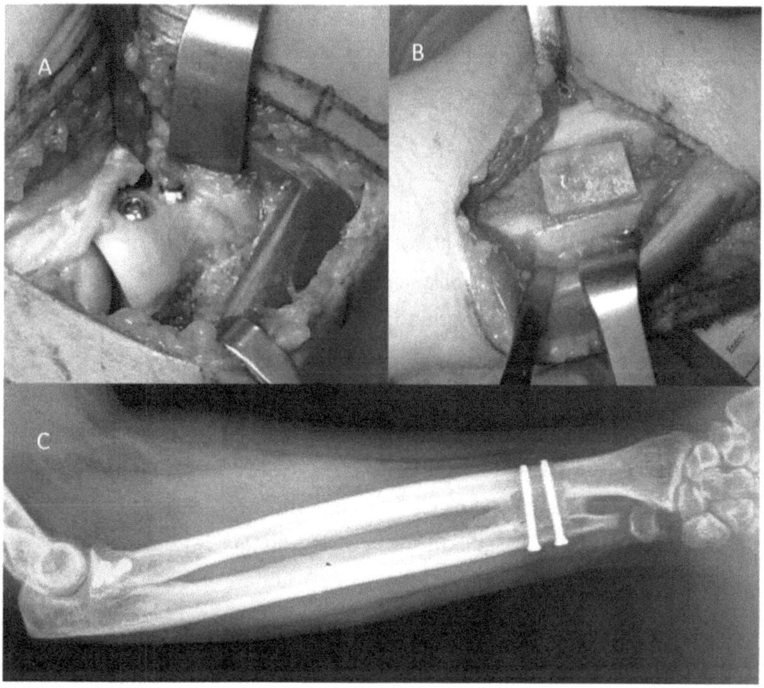

Figura 11. Artrodesis radio-cubital. A: Artrodesis de la articulación radio-cubital proximal, ras desbridamiento articular, injerto óseo y fijación con tornillos. B: Artrodesis radio-cubital distal, con encastrado de un injerto tricortical de cresta iliaca e injerto esponjoso. C: Control radiográfico con la artrodesis consolidada.

REFLEXIONES.

A pesar de que el choque radio-ulnar sintomático es relativamente frecuente después de las artroplastias de resección de la ARCD, a excepción del estudio experimental controlado de Sauerbier y cols, 2011, no existen estudios clínicos prospectivos, ni aleatorizados que comparen las diferentes técnicas descritas para su tratamiento. Los procedimientos propuestos son muy diferentes y se defienden con series retrospectivas, de pocos pacientes y en ocasiones heterogéneas en las lesiones de la ARCD. Por todo ello el nivel de evidencia científica que podemos obtener es IV y el grado de recomendación C.

El número de artículos sobre fracasos de las operaciones de Sauvé-Kapandji y Darrach es superior a los que versan sobre complicaciones con las técnicas de Hemirresección y Matched Ulna, lo que hace pensar que las resecciones completas del cúbito distal dan más problemas que las resecciones parciales.

En general, las técnicas de tenodesis distal han caído en descrédito. García Elias (2002) muestra los fundamentos anatómicos de la incompetencia de estas estabilizaciones en función de la posición de la muñeca. Todas las tenodesis quedan laxas en desviación cubital de la mano. Sauerbier, y cols (2011) en un estudio biomecánico en cadáver compara la efectividad de la estabilización del cúbito después de una resección distal mediante una tenodesis con hemitendón de ECU y FCU, la interposición de pronador cuadrado o la colocación de una prótesis de cúbito distal y concluye que "Ningún método de tenodesis o interposición tras la resección de cúbito distal en el cadáver ha demostrado prevenir la convergencia radioulnar, y algunos como la interposición del pronador cuadrado pueden exacerbar la inestabilidad".

Se puede establecer un símil de la ARCD con una campana (Fig. 5.C.). Si el badajo se mueve y golpea la copa, la campana suena (la muñeca duele). Tensando la cuerda de la espiga, como en la tenodesis, evitamos su movimiento, pero no el choque si la que se mueve es la campana (el radio), que es justo lo que ocurre en la muñeca.

La interposición de un aloinjerto de tendón entre cúbito y radio que realizara Sotereanos sobre cuatro pacientes en 2002 es una técnica que se ha expandido en casos y seguimiento, publicándose por el mismo autor en 2008 una serie de 17 pacientes con resultados excelentes y buenos en 16. Sin embargo, nuestra experiencia en 4 casos es mala.

En cirugía ósea, el acortamiento del muñón cubital se reconoce como irracional e inadecuado, pues como describiese Bell y cols (1985), siempre resulta en un nuevo pinzamiento, esta vez más proximal, por lo que en la actualidad está en desuso a pesar de los posibles buenos resultados en resecciones amplias en patología tumoral. Los procedimientos de nivelación radiocubital publicados, bien sea por alargamiento del cúbito o acortamiento del radio se publican en forma de "case reports" o series cortas (Garcia Elías, 2002; Watson y Brown, 1989; Ross y cols, 2007).

Para reflexionar sobre los tratamientos óseos, podemos estudiar el antebrazo en el que se extirpó una porción del cúbito distal como si una palanca de 3º grado se tratase (Fig. 12). Si d es la longitud resecada del cúbito, la aplicación de una fuerza f determina una convergencia radio-ulnar con un contacto en el punto p. El momento del par de fuerzas es el producto de la fuerza aplicada por la distancia d, deducimos que el momento se incrementa, a medida que se reseca más cúbito. De igual forma, en un apoyo simple, la reacción a la aplicación de un peso p es siempre perpendicular a la superficie y el componente vertical de esa reacción ha de ser igual al peso soportado. El ángulo de los dos vectores aumenta a medida que el cúbito se acorta y la reacción en el punto de contacto es proporcional a le secante del ángulo, lo que significa una mayor reacción.

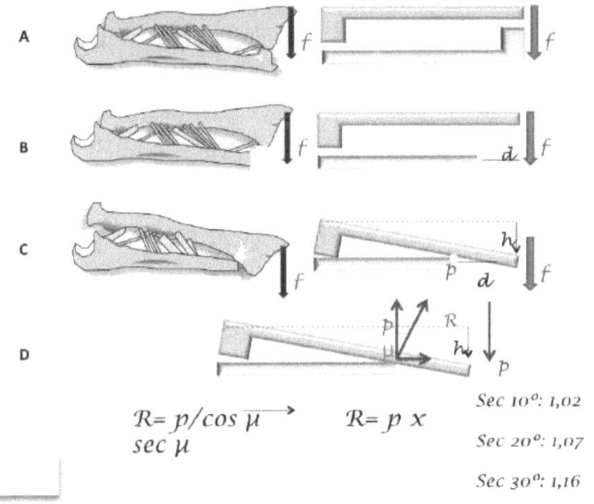

Figura 12. Comparación del antebrazo con una palanca de 3º grado. **A**. Antebrazo normal. **B and C**. Antebrazo con una artroplastia de resección del cúbito distal. Si d es la longitud resecada del cúbito, la aplicación de una fuerza f determina una convergencia radio-ulnar con un contacto en el punto p. El momento del par de fuerzas es el producto de la fuerza aplicada por la distancia d, deducimos que el momento se incrementa, a medida que se reseca más cúbito. **D**. De igual forma, en un apoyo simple, la reacción a la aplicación de un peso p es siempre perpendicular a la superficie y el componente vertical de esa reacción ha de ser igual al peso soportado. El ángulo de los dos vectores (μ) aumenta a medida que el

cúbito se acorta y la reacción en el punto de contacto es proporcional a le secante del ángulo, lo que significa una mayor reacción.

Estos dos razonamientos matemáticos apoyan los procedimientos de nivelación articular y desaconsejan el acortamiento iterativo del muñón cubital, en un claro paralelismo con lo observado en la clínica.

Sin embargo, las resecciones amplias del cúbito parecen tolerarse mejor. La única explicación que se nos ocurre es que cuando el brazo de palanca del cúbito se hace muy corto, el choque radio-cubital exige un descenso muy importante del radio, que probablemente esté limitado por las partes blandas del codo, y sin un punto de contacto, no hay fuerza de reacción.

La tercera posibilidad de rescate de una artroplastia de resección de la ARCD es el implante de una prótesis. La colocación de una prótesis de cabeza del cúbito parece restablecer la estabilidad de la articulación (Sauerbier y cols, 2011). Sin embargo, a exception de la revision a 12 años que van Schoonhoven y colegas realizan en 2012, la superviviencia a largo plazo de estas prótesis parciales no ha sido bien estudiada. La inestabilidad, la erosión ósea y el aflojamiento son complicaciones a tener en cuenta, en particular en pacientes jóvenes de alta demanda física.

Finalmente, el procedimiento de antebrazo de un solo hueso, aun refrendado por diferentes series (Peterson y cols, 1995; Allende y Allende, 2004), se publica en enfermos cuyo perfil no encaja con el del paciente con pinzamiento ulno-radial dinámico que habitualmente asistimos, la técnica tiene una incidencia considerable de complicaciones, entre las que destaca la falta de unión y en cualquier caso, la función resultante es muy mermada por el sacrificio de la pronosupinación (Jacoby y cols, 2013) y al paciente hay que crearle unas expectativas realistas.

Como conclusión: No hay la suficiente evidencia científica para recomendar un tratamiento concreto en la artroplastia de resección fallida de la ARCD. Las tenodesis distales son ineficaces. La colocación de una prótesis parcial o total de DRUJ es la única opción que restablece la function de pivote necesaria para el adecuado tensionado del al membrane interósea y la transferencia optima de cargas del radio al cúbito, pero no es una solución definitive en pacientes jóvenes de alta demanda.

BIBLIOGRAFÍA.

Allende C, Allende BT. Posttraumatic one-bone forearm reconstruction. A report of seven cases. J Bone Joint Surg Am 2004; 86:364-369.

Bell MJ, Hill RJ, McMurtry RY. Ulnar impingement syndrome. J Bone Joint Surg 1985; 67B:126-129 .

Berger RA, Cooney WP 3rd. Use of an ulnar head endoprosthesis for treatment of an unstable distal ulnar resection: review of mechanics, indications, and surgical technique. Hand Clin 2005; 21(4): 603-620.

Bieber EJ, Linscheid RL, Dobyns JH, Beckenbaugh RD. Failed distal ulna resections. J Hand Surg 1988; 13A: 193–200.

Breen TF, Jupiter JB. Extensor carpi ulnaris and flexor carpi ulnaris tenodesis of the unstable distal ulna. J Hand Surg 1989; 14A: 612–617.

Cooney WP, Damron TA, Sim FH, Linscheid RL. En bloc resection of tumors of the distal end of the ulna. J Bone Joint Surg 1997; 79A: 406–412.

Dell PC. Distal radio-ulnar dysfunction. Hand Clin 1987; 3: 563–582.

Fernández DL, Joneschild ES, Abella DM, Treatment of failed Sauvé-Kapandji procedures with a spherical ulnar head prosthesis. Clin Orthop Relat Res 2006; 445:100-107.

García-Elias M. Failed Ulnar Head Resection: Prevention and Treatment. J Hand Surg [Br] 2002; 27: 470-480.

Garcia-Elias M. Soft-tissue anatomy and relationship about the distal ulna. Hand Clin 1998; 14: 165–176.

González del Pino J, Fernández DL. Salvage procedure for failed Bower´s hemiresection interposition technique in the distal radioulnar joint. J Hand Surg Br 1998; 23: 749-753 .

Grawe B, Heincelman C, Stern P. Functional results of the Darrach procedure: a long-term outcome study. J Hand Surg Am. 2012; 37(12):2475-80.

Greenberg JA, Sotereanos D. Achilles allograft interposition for failed Darrach distal ulna resections. Tech Hand Up Extrem Surg. 200;12(2):121-5.

Hartz CR, Beckenbaugh RD. Long-term results of resection of the distal ulna for post-traumatic conditions. J Trauma 1979;19: 219-226.

Jacoby SM, Bachoura A, DiPrinzio EV, Culp RW, Osterman AL. Complications Following One-Bone Forearm Surgery for Posttraumatic Forearm and Distal Radioulnar Joint Instability. J Hand Surg 2013; 38A:976–982.

Johnson RK. Stabilization of the distal ulna by transfer of the pronator quadratus origin. Clin Orthop Relat Res 1992; 275: 130-132 .

Kessler I, Hecht O. Present application of the Darrach procedure. Clin Orthop Relat Res 1970; 72: 254–260.

Kleinman WB, Greenberg J. Salvage of failed Darrach procedure. J Hand Surg 1995; 20A: 951–958.

Lees VC, Scheker LR. The radiological demonstration of dynamic ulnar impingement. J Hand Surg 1997; 22B: 448–450.

McKee MD, Richards RR. Dynamic radio-ulnar convergence after the Darrach procedure. J Bone Joint Surg 1996; 78B: 413–418.

McMurtry RY, Paley D, Marks P, Axelrod T. A critical analysis of Swanson ulnar head replacement arthroplasty: rheumatoid versus nonrheumatoid. J Hand Surg Am 1990; 15(2): 224-231.

Nathan R, Schneider LH. Classification of distal radioulnar joint disorders. Hand Clin 1991; 7: 239–243.

Peterson CA 2nd, Maki S, Wood MB. Clinical results of the one-bone forearm. J Hand Surg Am 1995; 20: 609-618.

Ross M, Thomas J, Couzens G, Coleman S. Salvage of the unstable Sauvé-Kapandji procedure: a new technique. Tech Hand Up Extrem Surg. 2007;11(1):87-92.

Sauerbier M, Hahn ME, Berglund LJ, An KN, Berger RA. Biomechanical evaluation of the dynamic radioulnar convergence after ulnar head resection, two soft tissue stabilization methods of the distal ulna and ulnar head prosthesis implantation. Arch Orthop Trauma Surg. 2011;131(1):15-26.

Schecker LR, Babb BA, Killion PE. Distal ulnar prosthetic replacement. Orthop Clin North Am 2001; 32: 365-371.

Shaaban H, Giakas G, Bolton M, Williams R, Wicks P, Scheker LR, Lees VC. The Load-Bearing Characteristics of the Forearm: Pattern of Axial and Bending Force Transmitted Through Ulna and Radius. J Hand Surg [Br] 2006 31: 274-279.

Shah M, Klimisch J. Treatment of failed Darrach procedure including the brachioradialis sling.

Curr Opin Orthop 2003; 14 : 222.

Sotereanos DG, Göbel F, Vardakas DG, Sarris I. An allograft salvage technique for failure of the Darrach procedure: a report of four cases. J Hand Surg Br. 2002;27(4):317-21.

Tsai TM, Stilwell JH. Repair of chronic subluxation of the distal radio-ulnar joint (ulnardorsal) using flexor carpi ulnaris tendon. J Hand Surg 1984; 9B: 289–294.

Van Schoonhoven J, Fernandez DL, Bowers WH, Herbert TJ. Salvage of failed resection arthroplasties of the distal radioulnar joint using a new ulnar head prosthesis. J Hand Surg Am. 2000; 25(3):438-46.

Van Schoonhoven J, Mühldorfer-Fodor M, Fernandez DL, Herbert TJ. Salvage of failed resection arthroplasties of the distal radioulnar joint using an ulnar head prosthesis: long-term results. J Hand Surg Am. 2012; 37(7):1372-80.

Watson HK, Brown RE (1989). Ulnar impingement syndrome after Darrach procedure: treatment by advancement lengthening osteotomy of the ulna. Journal of Hand Surgery, 14A: 302–306.

Watts AC, Hayton MJ, Stanley JK. Salvage of Failed Distal Radioulnar Joint Reconstruction. Hand Clin 2010; 26(4): 529-541.

Willis AA, Berger RA, Cooney WP 3rd. Arthroplasty of the distal radioulnar joint using a new ulnar head endoprosthesis: preliminary report. J Hand Surg Am 2007; 32 (2): 177-189.

Wolfe SW, Mih AD, Hotchkiss RN, Culp RW, Kiefhaber TR, Nagle DJ. Wide excision of the distal ulna: a multicenter case study. J Hand Surg 1998; 23A: 222–228.

CAPÍTULO 13. PRÓTESIS TOTAL DE LA ARTICULACIÓN RADIOCUBITAL DISTAL.

Eduardo Blanco Baiges, Pedro Marquina Sola y Noemí Lambán Mascaray.

INTRODUCCIÓN.

La complejidad de la articulación radio-cubital distal (ARCD) dificulta la reconstrucción anatómica de este complejo cuando alguno de sus componentes está dañado de modo irreversible. Todas las técnicas quirúrgicas que actúan sobre la ARCD tienen como objetivo restaurar la congruencia de la cabeza del cúbito con la cavidad sigmoidea del radio, aunque no es una correspondencia anatómica exacta si tenemos en cuenta la discordancia del radio de curvatura de ambas estructuras, mayor en el radio. Para ello el complejo ligamentoso y la acción de la musculatura aportan la estabilidad que falta al esqueleto.

La reducción anatómica de las fracturas de radio y cúbito distales y las osteotomías por desplazamientos secundarios y consolidaciones viciosas persiguen la restauración de una correcta relación radio-cubital. La reparación abierta o artroscópica del fibrocartílago triangular y las ligamentoplastias radio-cubitales tienen como objetivo evitar la inestabilidad y el dolor de la articulación en la prono-supinación o cuando se somete a cargas. El acortamiento del cúbito, además de ser una solución para el pinzamiento cúbito-carpiano, también puede ser utilizado como medio de variar la orientación de ambas carillas articulares y evitar el roce excesivo con el uso.

No obstante, todos estos procedimientos pueden fracasar pese a estar bien realizados técnicamente cuando hay un daño condral lo suficientemente grande en cualquiera de las dos superficies articulares. Este deterioro del cartílago puede ser evidente en una radiografía simple, o puede requerir un TAC o una RMN para ser diagnosticado, lo que reconocemos como artrosis en mayor o menor grado. Incluso en ocasiones un dolor persistente radio-cubital puede ser causado por una sinovitis o una condropatía no visible en aquellas pruebas de imagen

(Fig. 1). En esos casos podemos recurrir a una gammagrafía para desvelar una captación patológica en la ARCD.

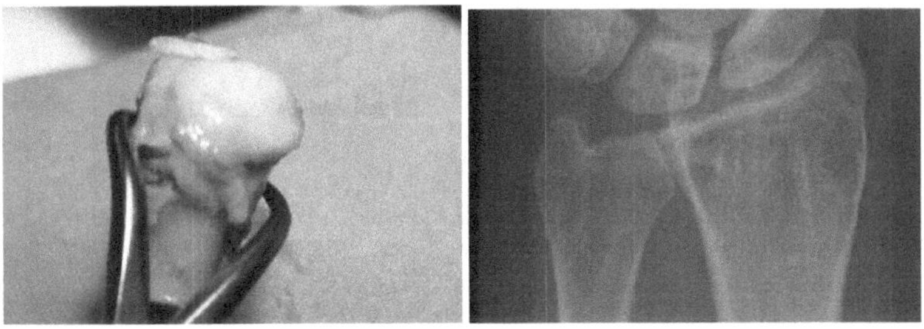

Figura 1. Detalle de la corona osteofitaria que rodea a la cabeza del cúbito (izquierda) en un paciente con dolor cuya radiografía no mostraba artrosis evidente (derecha).

Afortunadamente, la artropatía radio-cubital distal incipiente puede ser controlada con infiltraciones, fisioterapia u ortesis entre otros tratamientos, y la artrosis establecida en muchas ocasiones, es bien tolerada por el paciente para sorpresa del traumatólogo. Pero si el dolor es resistente al tratamiento o persiste tras cirugías de reconstrucción como las comentadas previamente, la única opción restante es realizar una sustitución articular.

Existen diversos tipos de artroplastias en la ARCD. Las resecciones del cúbito distal de Darrach, Watson o Bowers y la artrodesis de Sauvé-Kapandji (Fig. 2) producen una limitación de la fuerza de prensión y con el tiempo resultan en una inestabilidad dolorosa del muñón proximal al realizar actividades de carga. Éste problema se conoce como pinzamiento radio-cubital (Fig. 3), y es resultado de la carga del radio sobre el extremo del muñón del cúbito de forma dolorosa por ausencia de su cabeza, (el cúbito no gira sobre el radio como clásicamente se había pensado, sino lo contrario). Esto es visible radiológicamente con una proyección AP del antebrazo en prono-supinación neutra levantando peso contra la gravedad (como si el paciente sostuviese una jarra de cerveza con el codo flexionado), ya que las radiografías sin carga no muestran el pinzamiento (Fig.4).

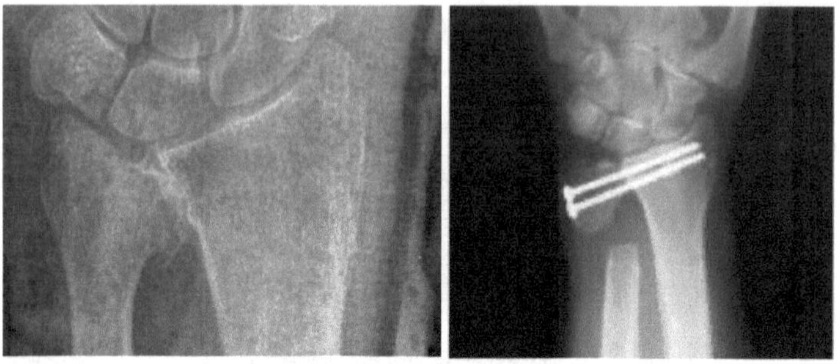

Figura 2. Artrosis avanzada radio-cubital distal. (izquierda). Procedimiento de Sauvé-Kapandji con roce del muñón cubital en el radio (derecha).

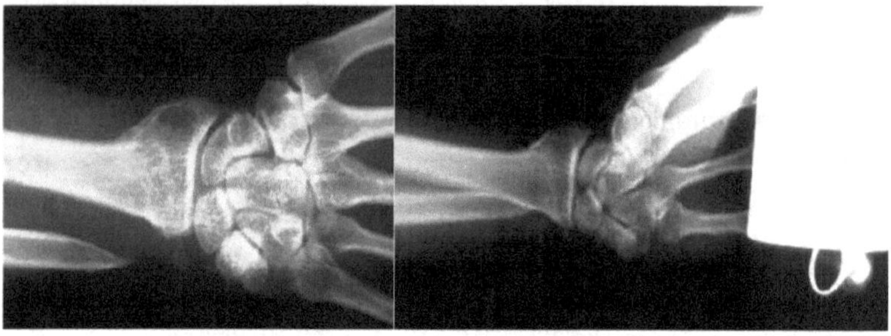

Figura 3. Con la radiografía en carga se puede observar el pinzamiento radio-cubital del muñón tras una resección distal.

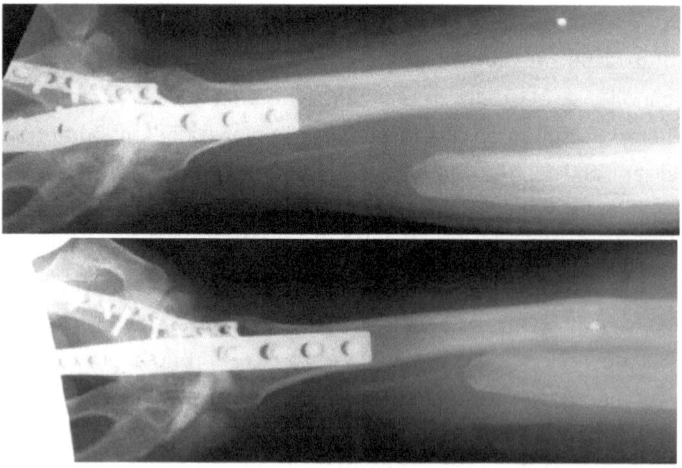

Figura 4. Las sucesivas osteotomías ampliadas (resección de Wolfe) del cúbito no son la solución al pinzamiento, ya que trasladan el problema a otra zona más proximal.

Desde la segunda mitad del siglo XX se han realizado distintas artroplastias protésicas de la cabeza del cubito. Las primeras a las que siempre hacemos referencia son a las difundidas por Alfred B Swanson en los años 70, conocidas como prótesis o implantes de "silicona". Como se hace referencia en el capítulo 12, en general tuvieron una tasa de complicaciones que las hacen poco recomendable. Otros implantes como el uHead de Small Bone Innovations o el E-Centrix de Wright Medical Tech, con capacidad para anclar puntos de sutura al complejo ligamentoso, se introdujeron como hemiartroplastias y se publicaron buenos resultados a corto plazo; pero éstos implantes exigen una carilla sigmoidea radial íntegra y un buen estado de los estabilizadores de partes blandas. Uno de sus principales problemas son la luxación y la erosión progresiva del cartílago de la cavidad sigmoidea del radio, sobre todo si existe cierta demanda funcional, además de la osteolisis (Fig. 5). Así pues, durante décadas ha existido un vacío terapéutico para los pacientes con dolor persistente radio-cubital distal por artrosis (tanto primaria como secundaria a traumatismos y reumatismos) o por fracaso de las diferentes artroplastias de resección clásicas, llegando incluso a utilizarse como rescate un antebrazo de un solo hueso mediante la fusión de radio y cúbito, aboliendo la prono-supinación con las secuelas funcionales que eso conlleva.

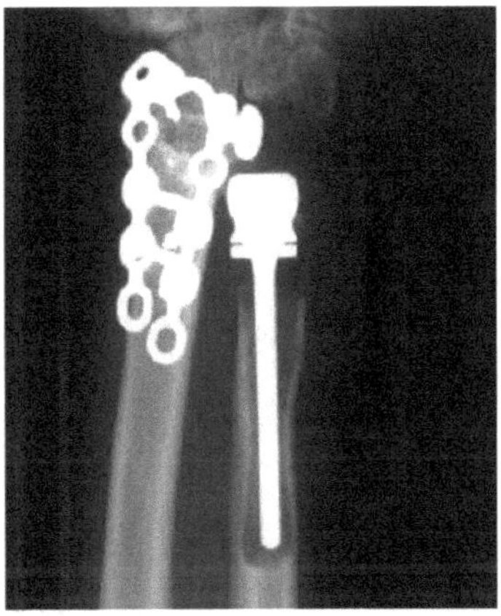

Figura 5. Osteolísis y aflojamiento del vástago de una prótesis de cabeza de cúbito.

Al igual que en otras articulaciones, la solución podía ser una artroplastia total con un componente radial y otro cubital (Fig.6). Hubo diferentes intentos de desarrollar este implante, pero no llegaron a salir adelante por su alto índice de complicaciones (Fig.7). Finalmente Luis Scheker presentó la artroplastia total Aptis (Aptis Medical, Louisville, KY, USA) [Fig. 8], que hasta el momento ha sido la única que ha conseguido unos resultados favorables y perdurables en el tiempo debido a un diseño que aporta estabilidad y una excelente fijación ósea.

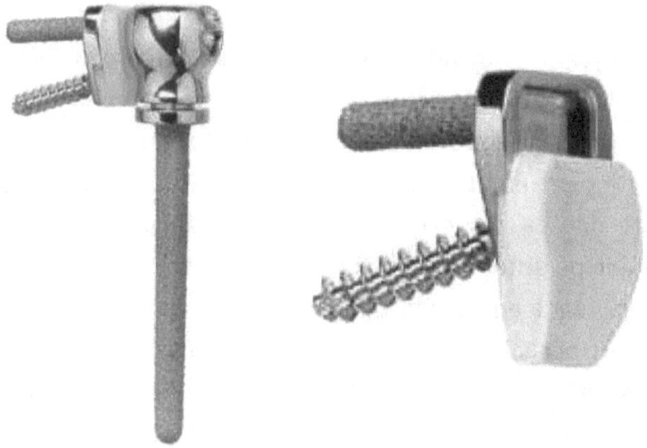

Figura 6. : Prótesis Stability Sigmoid Notch (Small Bone Innovations, Morrisville, USA).

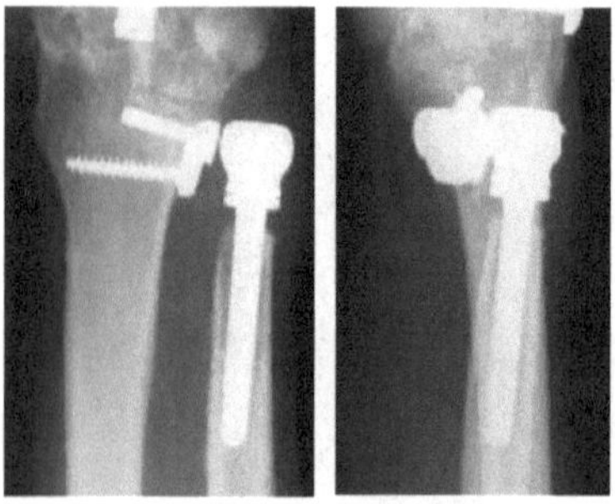

Figura 7. : Inestabilidad y luxación de prótesis Stability.

El diseño de la prótesis radio-cubital distal Aptis restaura las dos funciones de esta articulación: la prono-supinación y la transmisión de fuerzas al levantar peso. Ha ido evolucionando en el tiempo (Fig.9) con objeto de mejorar sus prestaciones hasta llegar al modelo actual.

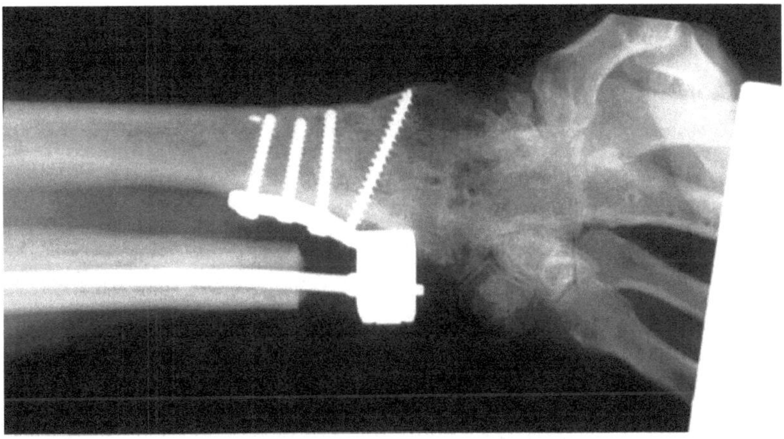

Figura 8.: Primer diseño de la artroplastia radio-cubital distal Aptis en un paciente con una artrodesis total de muñeca previa.

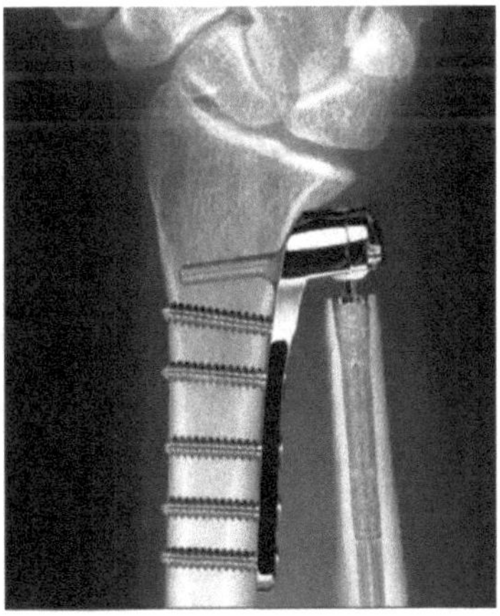

Figura 9.: Diseño actual de la prótesis Aptis.

Es una artroplastia total no cementada, semiconstreñida de cromo-cobalto y compuesta por:

1. Un componente radial que proporciona una glena hemi-esférica que sustituye a la carilla sigmoidea y se fija a la cara cubital del

radio mediante una placa muy fuerte de 3,4 y 5 tornillos de 3,5 mm y un perno. Existen 3 tamaños y la opción de colocar los tornillos roscados a la placa.

2. Un componente cubital que consta de un largo vástago ranurado de 11 cm recubierto de titanio poroso. Hay 4 diámetros de vástagos y extensiones de 1, 2, 3 y 4 cm para déficits óseos de cúbito distal. En cirugías de rescate con grandes resecciones de cúbito, podemos disponer de vástagos a medida (Fig. 10) contactando previamente con la casa comercial Aptis Medical.
3. Una esfera de polietileno de ultra alto peso molecular que se inserta en el vástago, se aloja en la glena radial y sustituye a la cabeza del cúbito. Hay 2 tamaños, uno grande para la prótesis 30 y una mediana para las prótesis 20 y 10.
4. Un cajetín que cubre el polietileno y se fija al componente radial con 2 mini-tornillos o con un tornillo transverso; evita la luxación siendo el equivalente al complejo ligamentoso del fibrocartílago triangular.

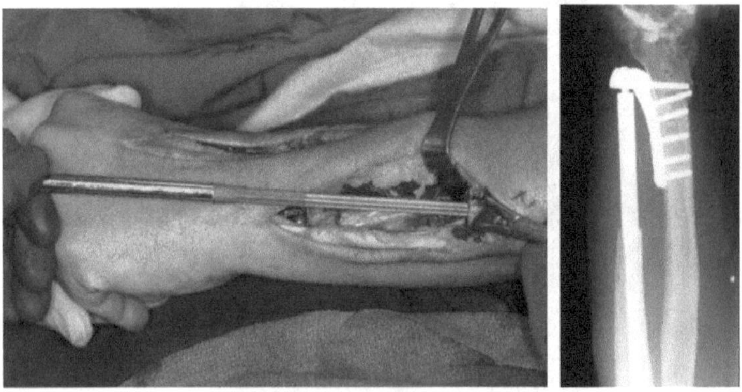

Figura 10.: Vástago cubital a medida para grandes resecciones

El riesgo de aflojamiento se minimiza gracias a la buena fijación de los componentes radial y cubital, al ángulo de rotación variable de ambos huesos con la prono-supinación, y a que permite el desplazamiento distal fisiológico de 1 mm del radio con la supinación (Fig. 11).

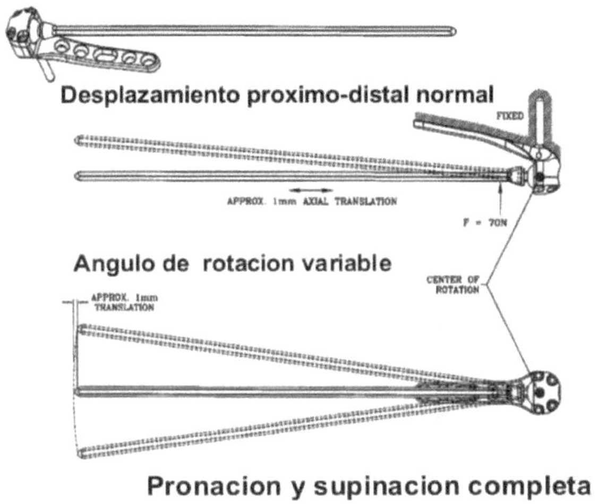

Figura 11.: Capacidad del implante para rotar con la prono-supinación y para desplazarse 1 mm a distal con la pronación, disminuyendo la tensión y el desgaste.

Se aconseja a los pacientes receptores de una prótesis Aptis que deben moderar las cargas sometidas. Aunque los pacientes refieren sentirse capacitados para levantar grandes pesos, es preferible realizar cargas repetidas de más de 10 kg como precaución para evitar el aflojamiento o la rotura del implante.

La indicación de la artroplastia total radio-cubital distal es la afectación de la articulación por distintas causas (artrosis primaria, postraumática o reumática) que presente alguna de estas situaciones:

- Dolor que no mejora con tratamiento conservador.
- Inestabilidad articular.
- Inestabilidad y dolor por impactación del radio sobre el muñón del cúbito tras cirugías de resección.
- Fracaso de una artroplastia previa por distintas causas.

Las contraindicaciones son las habituales para los implantes protésicos articulares: infección activa, mala cobertura de partes blandas, stock óseo insuficiente e inmadurez esquelética.

Técnica quirúrgica

Esta cirugía puede desarrollarse sin problemas dentro de un tiempo de isquemia, con lo que el paciente puede ser dado de alta hospitalaria al día siguiente de la intervención si no surgen incidencias. Habitualmente se lleva a cabo bajo anestesia loco-regional aunque esto depende del equipo anestesista.

Con la muñeca en pronación la incisión cutánea se realiza en el borde cubital distal del antebrazo, entre los tendones del *flexor carpi ulnaris* (FCU) y *extensor carpi ulnaris* (ECU), aunque puede variar si hay cicatrices por cirugías previas. La disección subcutánea debe respetar la rama sensitiva dorsal del nervio cubital. Ya en el plano del retináculo extensor hay que delimitar un colgajo de al menos 3 cm de base cubital a la altura de la cabeza del cúbito. Este colgajo lo utilizaremos en el cierre para cubrir el cajetín de la prótesis y evitar el roce con los tendones extensores (Fig. 12 y 13).

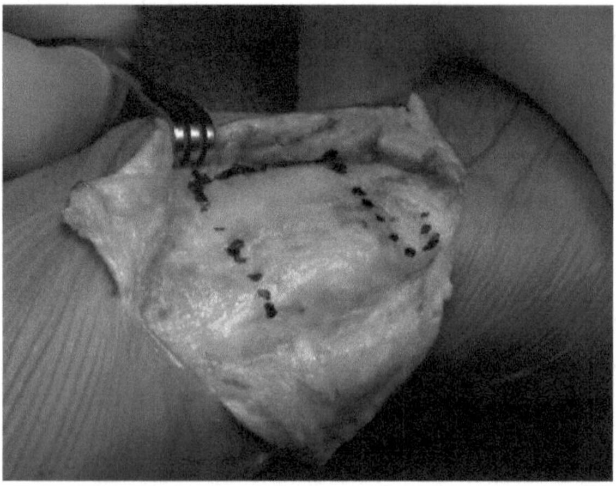

Figura 12.: Diseño del colgajo del retináculo extensor con base cubital.

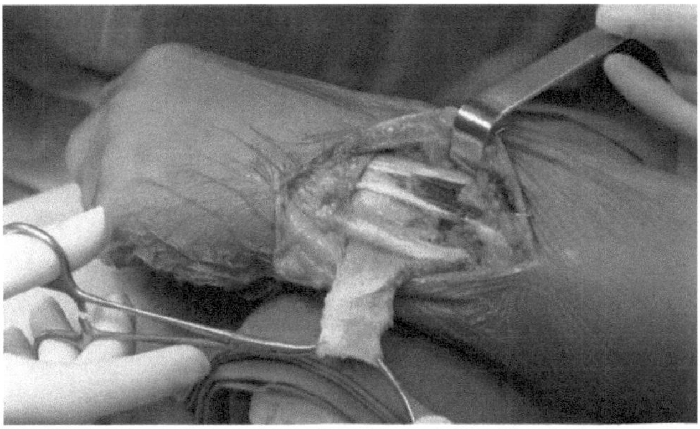

Figura 13.: Disección del colgajo retinacular y exposición de los tendones extensores.

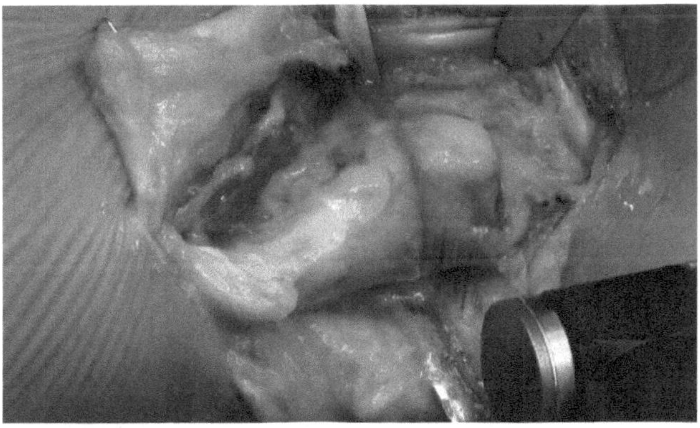

Figura 14.: Osteotomía subcapital del cúbito con sierra.

Una vez localizada la articulación radio-cubital distal se hace una osteotomía inmediatamente proximal a ésta en el cúbito, y se reseca la cabeza (Fig. 14). Si el fibrocartílago triangular mantiene sus inserciones radial y capsular debe respetarse, ya que protegerá el carpo de la prótesis. Mediante un separador podemos rebatir el muñón cubital a volar y accedemos a la cresta cubital del radio, que se desperiostiza separando la inserción de la membrana interósea para alojar la placa radial, y a la carilla sigmoidea que se reseca mediante un corte vertical con sierra (Fig. 15). Es muy importante disecar y resecar ese borde volar del radio porque si no es completamente vertical, el componente radial quedaría orientado hacia dorsal y el cajetín protruiría sobre los tendones extensores provocando dolor. Se coloca la placa de prueba a una distancia mínima de 3 mm del borde distal del radio para evitar roces. Bajo control radiológico se comprueba el centrado de la placa y se implanta el componente definitivo (Fig. 16).

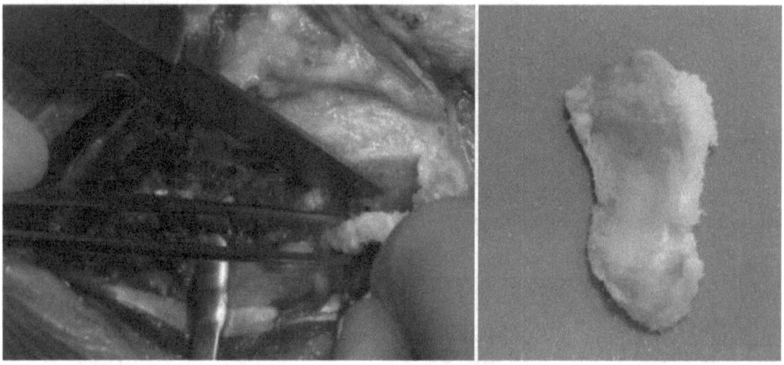

Figura 15.: Osteotomía de la cavidad sigmoidea del radio. Es preciso que el corte sea lo más vertical posible. Detalle de la cavidad sigmoidea, erosionada por la artrosis secundaria a una fractura de radio distal.

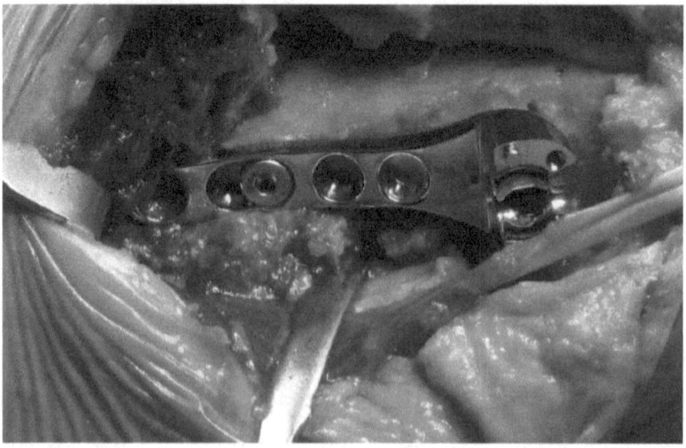

Figura 16.: Componente radial Aptis adaptado a la cresta cubital del radio.

Tomando como referencia el borde distal de la placa se elige el nivel de la osteotomía del cúbito con un dispositivo específico (Fig. 17). Tras el corte definitivo del muñón distal se labra el canal con fresas canuladas hasta llegar al diámetro idóneo. Después del avellanamiento de la entrada se implanta el vástago definitivo (Fig. 18) y sobre él la bola de polietileno alojándose en la cavidad hemi-esférica radial (Fig. 19). Por último se acopla el cajetín con sus tornillos (Fig. 19) y se comprueba una vez más bajo escopia la colocación de los implantes y la movilidad sin restricciones. Al cerrar por planos se fija primero el colgajo retinacular al dorso del radio para cubrir la prótesis (Fig. 20).

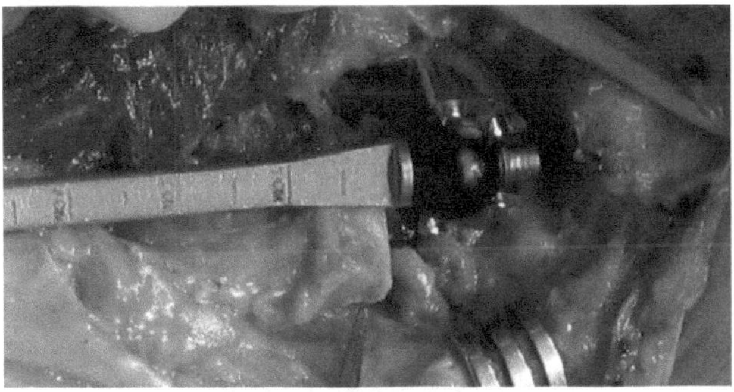

Figura 17.: Medición de la osteotomía definitiva del cúbito.

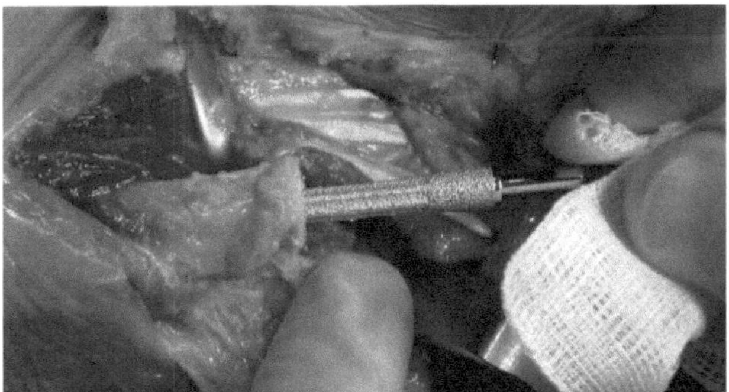

Figura 18.: Inserción del vástago definitivo tras el fresado del canal del cúbito.

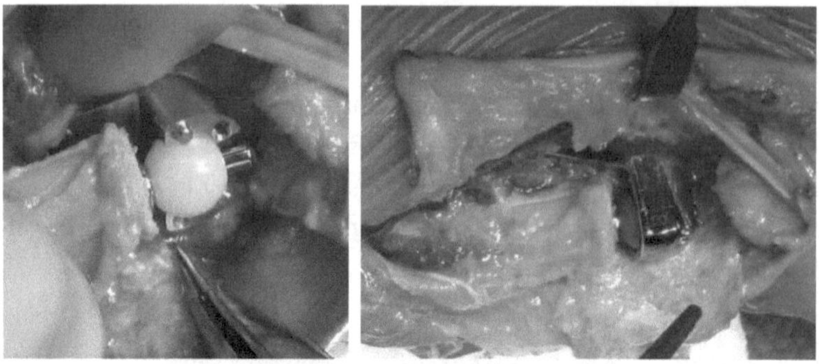

Figura 19.: Ensamblaje de la bola de polietileno y cierre del cajetín de la prótesis.

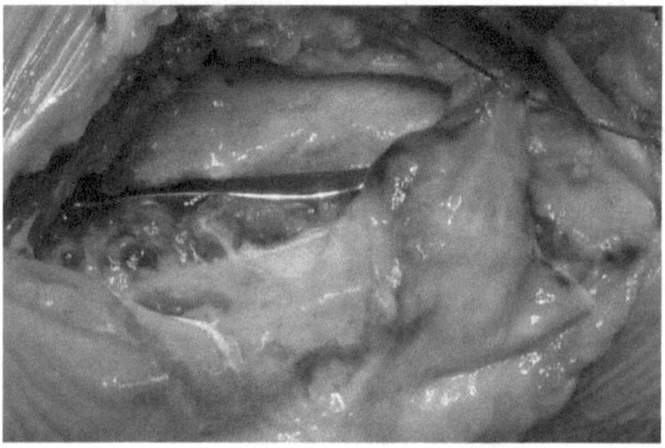

Figura 20.: Cobertura de la prótesis con el colgajo del retináculo para evitar el roce con los tendones extensores.

Habitualmente no suele hacer falta ninguna inmovilización con férulas (salvo que se prevea un edema de partes blandas), y el paciente puede mover la muñeca desde el principio. El paciente puede ganar la movilidad y la fuerza de modo progresivo por sí mismo, aunque puede recurrir a un refuerzo fisioterápico si existe una rigidez previa o una inflamación persistente (Fig. 21).

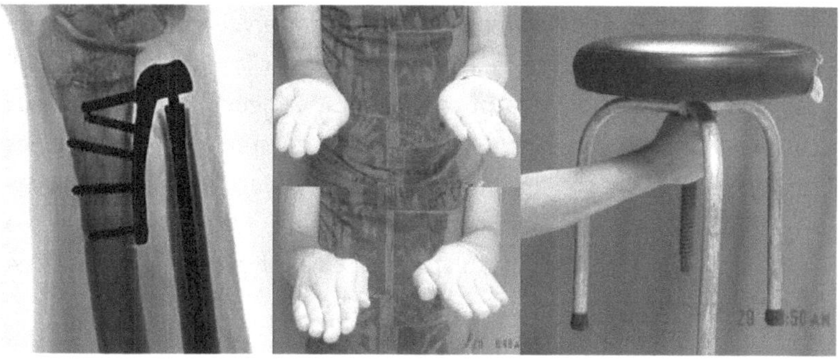

Figura 21.: Paciente portador de un implante Aptis con movilidad completa y fuerza conservada.

Resultados de la prótesis Aptis

Recientemente Moulton y Giddins han presentado en 2017 un estudio de revisión de todas las artroplastias radio-cubitales distales publicadas con un mínimo de seguimiento y un mínimo de pacientes. Existen 14 estudios con un total de 315 implantes, utilizando la prótesis Aptis en todos excepto en 2 trabajos. Uno de ellos es una revisión preliminar de 4 casos con la prótesis Stability (Ewald, 2012), que aporta un resurfacing de la carilla sigmoidea sin dispositivo que evite la luxación del cúbito. No obstante los autores no evidenciaron ninguna inestabilidad y la satisfacción de los pacientes fue del 100% con buena fuerza y movilidad. La artroplastia Stability necesita una buena estabilización con partes blandas y un buen stock óseo. El otro trabajo utilizó 3 prototipos distintos de implantes en 19 casos.

Así pues, cuando hablamos de prótesis radio-cubital distal total consideramos casi en exclusiva el implante Aptis, que acapara la mayor parte de las cirugías publicadas (hasta 2011 se habían implantado 1230 prótesis Aptis por 343 cirujanos en todo el mundo; y sólo Scheker había realizado 357 desde 2005 hasta 2015). La mayoría de ellas se suelen realizar sobre fracasos de intervenciones previas, tanto cirugías de secuelas como procedimientos protésicos.

Todos los autores presentan buenos resultados en cuanto a satisfacción de los pacientes. La fuerza de agarre obtenida oscila entre el 46 y el 90% del lado contralateral, y la prono-supinación media es de 167º, muy cercana a una muñeca sana (Fig. 22). Se han descrito las complicaciones siguientes: infección (profunda y superficial), formación ósea heterotópica, tendinitis, osteolisis, aflojamiento, rotura del implante e irritación por roce de algún tornillo. No obstante esta tasa de complicaciones es muy baja.

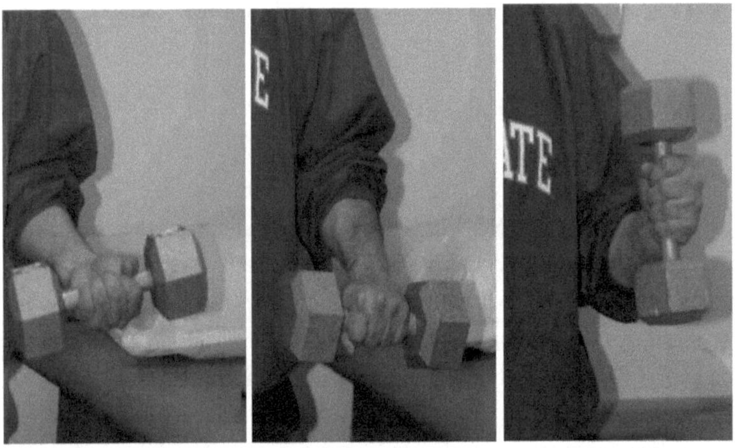

Figura 22.: Resultado clínico de un paciente tipo.

Hubo 14 fracasos de implantes en estos estudios, de los que la mitad ocurrieron en la serie de prototipos de Schuurman, y los otros 7 en los trabajos que emplearon la Aptis; estamos hablando de una supervivencia del 97% para esta artroplastia con un seguimiento medio de 56 meses.

Insistimos en la vigilancia de determinados detalles para asegurar un buen resultado quirúrgico. Es fundamental la revisión exhaustiva de las radiografías preoperatorias para prever la necesidad de un implante a medida y para elegir el diámetro más idóneo del vástago y de la placa radial. Si intraoperatoriamente el vástago protruye en exceso por un mal cálculo, es preferible modificar el componente radial que recambiar el cubital, ya que su press-fit es muy potente y puede causar problemas. Los tornillos y la placa del radio deben ser ajustados a las corticales, ya que la muñeca no tiene una protección de partes blandas como la puede tener una cadera o una rodilla.

Las series publicadas en los últimos años están evidenciando mejorías significativas del dolor y movilidad no sólo en las patologías comentadas, sino también en pacientes con artritis reumatoide y de deformidades congénitas severas, como la enfermedad de Madelung.

En definitiva, la artroplastia radio-cubital distal Aptis es un procedimiento fiable, y es útil no sólo en artrosis primaria sino también como procedimiento de rescate donde otras cirugías o implantes han fracasado o no están indicados (Fig. 23). La solución al pinzamiento radio-cubital tras la resección de cabeza cubital y la posibilidad de realizar implantes personalizados a medida han marcado un antes y un después en el planteamiento terapeútico de la artropatía degenerativa y las secuelas en la radio-cubital distal.

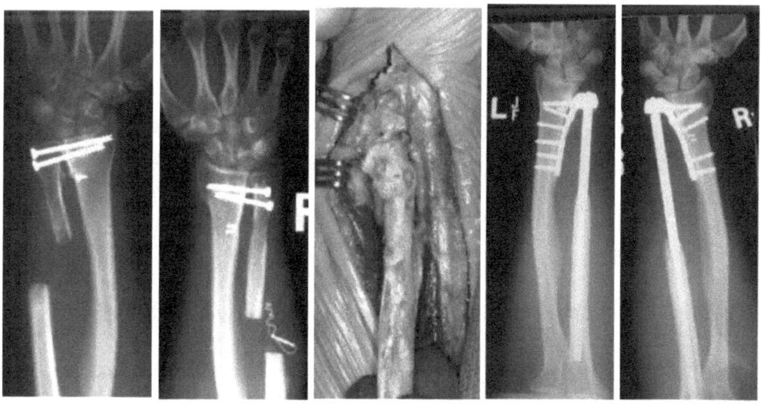

Figura 23.: Vástago a medida para grandes resecciones de cúbito muy proximal.

BIBLIOGRAFÍA

Bowers WH. Distal radioulnar joint arthroplasty: the hemiresection-interposition technique. J Hand Surg Am 1985;10(2):169–178.

Degreef I, De Smet L. The Scheker distal radioulnar joint arthroplasty to unravel a virtually unsolvable problem. Acta Orthop Belg. 2013;79:141–5.

Douglas KC, Parks BG, Tsai MA, Meals CG, Means KR Jr. The biomechanical stability of salvage procedures for distal radioulnar joint arthritis. J Hand Surg Am. 2014;39:1274–9.

Ewald TJ, Skeete K, Moran SL. Preliminary experience with a new total distal radioulnar joint replacement. J Wrist Surg. 2012;1:23–30.

Martínez Villén G, García Martínez B, Aso Vizán A. Total distal radioulnar joint prosthesis as salvage surgery in multioperated patients. Chir Main. 2014;33:390–5.

Moulton LS, Giddins GEB. J Hand Surg Eur. 2017; 1:1753193417692506. Distal radio-ulnar implant arthroplasty: a systematic review.

Rampazzo A, Bassiri Gharb B, Brock G, Scheker LR. Functional outcomes of the Aptis-Scheker distal radioulnar joint replacement in patients under 40 years old. J Hand Surg Am. 2015;40:1397–403.

Savvidou C, Murphy E, Mailhot E, Jacob S, Scheker LR. Semiconstrained distal radioulnar joint prosthesis. J Wrist Surg. 2013;2(1):41-8.

Scheker LR, Babb BA, Killion PE. Distal ulnar prosthetic replacement. Orthop Clin North Am. 2001;32(2):365-76.

Scheker LR. Implant arthroplasty for the distal radioulnar joint. J Hand Surg Am. 2008;33(9):1639-44.

Schuurman AH. A new distal radioulnar joint prosthesis. J Wrist Surg. 2013;2:359–62.

Wolfe SW, Mih AD, Hotchkiss RN, Culp RW, Keifhaber TR, Nagle DJ. Wide excision of the distal ulna: a multicenter case study. J Hand Surg Am. 1998;23(2):222-8.

Zimmerman RM, Jupiter JB. Outcomes of a self-constrained distal radioulnar joint arthroplasty: a case series of six patients. Hand (NY) 2011;6:460–5.

Agradecimientos: *a Luis Scheker por su aportación durante los últimos años a nuestra comprensión de la articulación radio-cubital distal.*

Kolibri 360 GmbH
Ferdinand-Jühlke-Straße 7
99095 Erfurt, Deutschland
produktsicherheit@kolibri360.de

Druck:
CPI Druckdienstleistungen GmbH
im Auftrag der
Kolibri 360 GmbH
Ferdinand-Jühlke-Str. 7
99095 Erfurt